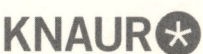

ANNA FUNCK

EGAL, ICH ESS DAS JETZT!

Mein Jahr mit grünen Smoothies, Superfoods und anderen bekloppten Ernährungstrends

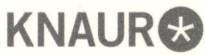

Besuchen Sie uns im Internet:
www.knaur.de

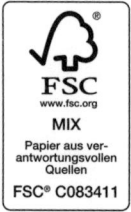

Originalausgabe Januar 2019
Knaur Taschenbuch
© 2019 Knaur Verlag
Ein Imprint der Verlagsgruppe
Droemer Knaur GmbH & Co. KG, München
Alle Rechte vorbehalten. Das Werk darf – auch teilweise – nur mit
Genehmigung des Verlags wiedergegeben werden.
Redaktion: Birthe Vogelmann
Covergestaltung: semper smile, München
Coverabbildung: © Shutterstock/Chiociolla;
IMR; prapann; secondcorner
Satz: Adobe InDesign im Verlag
Druck und Bindung: CPI books GmbH, Leck
ISBN 978-3-426-78967-4

2 4 5 3 1

*Für Julia, weil sie immer an mich glaubt,
egal wie bekloppt sie meine Ideen findet.
Und weil sie der genussfähigste Mensch ist,
den ich kenne.
So happy to have you!*

Inhalt

Kleiner Appetizer vorweg 11

Lebensmittelunverträglichkeiten:
Sind die jetzt nur im Trend, oder
ist da was dran?
15

Total in: Unverträglichkeiten
Oder: Wie man sie ganz einfach wieder loswird 15
Das böse Gluten
Oder: Wie g-frei lebst du so? 21
Die Milch macht's – aber bitte lactosefrei
Oder: Die Geschichte von der Kokosnusskuh 31
Sind wir langweilig geworden?
*Oder: Früher war mehr Rock 'n' Roll
und weniger Lactoseintoleranz* 38
Die richtigen Impulse
Oder: Wie man alles isst und nie zunimmt 43

Ernährungstrends:
Welche wirklich sinnvoll sind und
welche Sie knicken können
47

Fleisch – bio oder konventionell?
Oder: Ein Grillerlebnis 47
Hip-hip-vegan!
Oder: Mama, die Nudeln sind kaputt! 51

Der Fleischfan und der V-egg-aner
*Oder: Wenn »Tierfriedhof« und »Graslutscher«
aufeinandertreffen* 57

Was können eigentlich superteure Superfoods?
*Oder: Warum ihre regionalen Geschwister ihnen
locker das Wasser reichen* 62

Alleskönner Avocado
Oder: Die Macht der guten Fette 68

Phenol-Power – die Kraft der sekundären Pflanzenstoffe
Oder: Sellerie statt Augencreme 71

Nicht ohne meinen Apfelessig
Oder: Der unterschätzte Trend aus den 80ern 76

Sind Sie noch vergiftet, oder detoxen Sie schon?
Oder: Die Sache mit den Schlacken 84

Meine 21 Tage ohne Kohlenhydrate
Oder: Anna stoffwechselkurt 89

Meine basischen Wochen
Oder: Wie sauer bist du eigentlich? 94

Was bringt denn jetzt intermittierendes Fasten?
Oder: Ein Vormittag in Eymens Mokka-Bar 105

Eat clean. Pray. Love?
Oder: Anna isst clean 111

Ausflug in die Ayurveda-Küche
Oder: Wie man Agni bei Laune hält 115

Zuckerfrei mit Kindern? Ernsthaft?
Oder: Ein wilder Abend in der Teebar 120

Die Woche des Ersetzens
Oder: Was vom Essen übrig blieb 128

Die Geheimwaffe Hollywoods
Oder: Wie Drew, Kirsten & Co. schlank und fit bleiben ... 131

Ernährungsmythen aufgedeckt: Was ist denn jetzt gesund und was nicht?
135

Frühstück – die wichtigste Mahlzeit des Tages?
Oder: Ein Mythos, der sich hält 135
»Also wir haben das gesündeste Trinkwasser
in ganz Deutschland!«
Oder: Was fließt da eigentlich aus dem Wasserhahn? 138
Kaffee: Wundermittel oder Gesundheitskiller?
Oder: Hat der Wachmacher nur ein Imageproblem? 144
Machen Stress und Schlafmangel dick?
Oder: Wie wir unseren Tagesablauf entschlacken 148

Das Drumherum des Essens – wie wir durch Industrie, Marketing und Trends beeinflusst werden
153

Das schmeckt doch nicht!
Oder: Über die Psyche beim Essen 153
Nostalgie im Mund
Oder: Das Essen deiner Kindheit 157
Noch mehr Essens-Nostalgie
Oder: Wenn man am Kindergeburtstag selbst Kind wird ... 160
Der perfekte Sound vom Cornflakes-Knuspern
Oder: Warum Augen und Ohren mitessen 167
Sprachwunder: Aus Grünkohl wird Kale
Oder: Wie Trends unser Essverhalten beeinflussen 171
Der Hype um den Thermomix
Oder: Wie ein Küchengerät zur Glaubensfrage wurde 173
Erhöhe die Schwingung!
Über Lebensmittel höherer Energie
Oder: Wie Sie Ihr Essen dynamisieren –
Achtung, speziell! 179

Sascha stellt die Ernährung um
Oder: Wenn Zeichen und Wunder geschehen 184
Das Essen der Zukunft
Oder: Algenburger und Mehlwurmpastete 186

Futterfazit
193

Eigentlich sind Rezepte so *Brigitte*,
aber ihr fragt ja immer danach
199

1000 Dank
201

Literatur und Quellen
für ganz Interessierte
202

Kleiner Appetizer vorweg

Ernährung? Ist irgendwie zum Zankapfel geworden: Die einen beißen nur noch rein, wenn die Schale bio ist, die anderen, wenn der Apfel nicht gelitten hat, und die Letzten fragen, ob Gluten drin ist. Im Apfel! Merken Sie auch, oder? Anstrengend. Verwirrend. Und doch liegen angeblich so viele Möglichkeiten auf dem Esstisch. Wenn man denn mal über den Tellerrand schaut. Dennoch nervt's: Die Veganer schimpfen auf die Fleischfans, die Convenience-Kauer auf die Bio-Biester und so weiter. Fragt sich, wer die größere Meise hat: die, die schon hysterisch werden, wenn ein Tropfen Kuhmilch im Kaffee landet? Oder die, die immer noch futtern wie bei Muttern, Stichwort »Hühnerfrikassee mit Sahne«?

Eigentlich wollte ich ganz normal weiteressen – bis es sich nicht mehr vermeiden ließ, die Ernährung umzustellen. Mit einer allergisch reagierenden Wampe und Dauerbauchweh schleppte ich mich von Arzt zu Arzt und musste feststellen: Ernährung bewirkt doch ganz schön viel. Ein Detoxfan ist nicht unbedingt das kulinarische Pendant zum Modeopfer. Und: Brot ist nicht gleich Brot, sondern kann tatsächlich fast schon Fastfood sein. Ein Jahr lang habe ich mich mit meiner Familie durch alle Ernährungstrends gefuttert, um herauszufinden, was funktioniert, was gesund und dabei auch alltagstauglich ist und was einfach nur Hype.
Irgendwo zwischen »slow«, »low« und »no carb« wurde mir klar: Nicht jeder Ernährungstrend ist familiengeeignet, aber einiges verbessert das Lebensgefühl immens – tendenzielle

Wespentaille und feinere Poren inklusive. Und das funktioniert auch für Mamas in Elternzeit – ohne Sportprogramm. Zum Glück sagte mein Mann Jenz, 42, Bio-Fan, Lieblingsessen Emmer-Urkorn-Spaghetti mit Bio-Ketchup und scharf angebratener Rindersalami, nur: »Mach doch mal – ich mach mit!« »Gilt das auch für mich?«, wollte meine große Tochter Karlotta, 7, mehr so Hotdog- und Pizza-Jüngerin, wissen und bekam die schlechteste aller Antworten: »Ja. Das ist quasi all-inclusive hier.« Meistens kommt von mir ja ein lahmes: »Pick dir doch was raus«. Oder: »Komm, noch zwei, drei Röschen Brokkoli, dann gibt's auch ein Eis zum Nachtisch.« Ab sofort war alles anders. Hätte unser Baby Theresa, fünf Monate alt und zu dem Zeitpunkt im Flaschen-Abo, geahnt, was noch alles kommen sollte, es wäre vermutlich bei der Milch geblieben bis zum Führerschein. Oder wie unser Freund Rainer es während einem seiner Besuche ausdrückte, als Karlotta ihm zuflüsterte, es gäbe »ekeliges Frankfurter Kräuterrisotto«: »Ach, diese Woche ist ayurvedisch? Du armes Kind.«

Ja, der Food-Dschungel ist überall, und er wächst und wächst, und ständig stolpert man über Neues. Zeit für mehr Orientierung. Über den Weg von der Geschmacksknospe bis zum Magen-Darm-Trakt müssen nämlich dringend einige Fragen geklärt werden: Wie böse ist Gluten denn nun wirklich? Wie esse ich alles, ohne zuzunehmen? (Ja, das geht wirklich! Kein Scherz!) Wird mein Teint als Veganer tatsächlich faltenfreier? Wie gesund ist unser Trinkwasser, wenn jeder von Dresden über Köln bis Castrop-Rauxel behauptet, er hätte das gesündeste und unbedenklichste Leitungswasser Deutschlands? Sind die Superfoods echt so super, oder ist es nur ihr Preis? Und was ist jetzt die alltagstauglichste Ernährungsweise? Denn: Mein Kind will Wurstbrot!

Eins ist klar wie Oma Kasuppkes Kloßbrühe: Die Wahrheit liegt irgendwo zwischen gequollenen Chia-Samen und Pommes Schranke. Und diese Wahrheit suche ich jetzt. Das Ergebnis lesen Sie gerade: das erste komplett ehrliche Ernährungsbuch. Habe ich nämlich bisher noch nicht gefunden. Gewürzt mit einer Prise Humor.

Na dann: Bon appétit!

Lebensmittelunverträglichkeiten: Sind die jetzt nur im Trend, oder ist da was dran?

Total in: Unverträglichkeiten
Oder: Wie man sie ganz einfach wieder loswird

Das Kapitel muss Bauernfängerei sein, denken Sie jetzt? Ist es aber nicht. Versprochen. Unverträglichkeiten gibt es tatsächlich. Aber sie sind keine Erbkrankheiten, und man kann sie wieder loswerden wie unliebsame Schwiegereltern – nur mit geringerem Aufwand. Ich hab's nämlich herausgefunden, und das kam so: Vor zehn Jahren war ich eine gestresste *RTL*-Reporterin und Wetterfee und dauerhungrig. Ich fand mein Leben toll, aufregend, ich war verliebt in meinen Alltag, aber nie satt. Ich hätte ständig und permanent essen können. Ganz klar: Da war etwas aus dem Lot geraten. So insulintechnisch. Möglicherweise hing das auch mit sehr häufigen, gehetzten Besuchen einer miesen Fastfood-Kette mit meinem Lieblingskameramann Björn zusammen. Getoppt wurde das nur noch durch den Tag, als Björn zu meinem frischen Urlaubs-Ich in den Schnittraum kam und sagte: »Funcky, ich habe es in deiner Abwesenheit geschafft, mit deiner Vertretung jeden Tag Currywurst mit Pommes zu essen. Jeden Tag. Der Schwimmring ist jetzt noch ausgeprägter.«
»Ein Mann ohne Bauch ist ein Krüppel – und ich sehe den nicht mal bei dir!«, war meine Antwort.
Ich sag's Ihnen: Beim Fernsehen und unter Journalisten gibt's viel Stress, gern hausgemacht, und meistens über große Stre-

cken nichts zu beißen. Wir hatten jeden Tag drei bis fünf aktuelle Sendeminuten zu drehen, zu texten, zu schneiden, zu vertonen. Da kann man zwischendurch nur noch mit dem Schnittlaptop auf den Knien Fingerfood reinstopfen.

Und so stehe ich irgendwann bei Ernährungsmedizinerin Dr. Dörten Wolff. »Sie spucken jetzt schön in das Glas hier, alle 60 Sekunden, jeweils nach dem Verzehr eines neuen Nahrungsmittels – dann schauen wir mal, was da los ist.« So richtig sexy beginnt diese Erfahrung nicht, gebe ich zu. Und so sitze ich in einer Hamburger Villa in Winterhude und spucke. Mir gegenüber eine Patientin, die aussieht wie Fräulein Rottenmeier und ebenfalls lama-artig herumspeichelt. Warum wir das machen? »So können wir feststellen, wie Sie auf welches Lebensmittel reagieren. Und gegebenenfalls Unverträglichkeiten decodieren.«
»Aha.« Unverträglichkeiten sind ja ganz klar auf dem Vormarsch. Jeder hat sie, keiner will sie. Früher kannte so was niemand.

Neulich erzählte mir meine Lieblingssandkastenfreundin Julia: »Ollis Geschäftspartner sollte zum Abendessen kommen. Ich wollte Lasagne machen, als Dessert Pannacotta, und bin unter Zeitdruck durch den Supermarkt gejoggt. Ich stehe schon an der Kasse, da ruft Olli an: Ja, Schatz, das ist toll, dass du kochst …«
Man sollte dazu sagen, dass meine Freundin Julia, 38, modische Rockerin, neun Tattoos, Mama, Yogafan, Patentante meiner Großen, ein Hobby-Gourmet ist, die schon an der Ritz-Kochschule in Frankreich gekocht hat. Aus Spaß, wohlgemerkt – weil sie es kann. Mit lauter Profiköchen! Leider musste sie da zu ihrem Entsetzen nur Fröschen und Kaninchen die Haut abziehen und Schenkel und Schnecken flambieren, aber kochen kann sie echt gut. Und da ihr Vater Hobby-Jäger ist,

hat sie die Zähne zusammengebissen und sich quasi durchgeschlachtet. Als École-Ritz-Escoffier-Schülerin hat man einiges hinter sich, aber dafür klatschen alle in die Hände, wenn sie einlädt. Alternativen wie Mandel- statt Kuhmilch kommen ihr übrigens nicht auf den Tisch. »Kommt für mich nicht infrage, da ich damit ja nicht koche und nicht weiß, was dann dabei rauskommt oder wie ich anders würzen muss. Ich will kochen und nicht experimentieren.«
Aber zurück zu Ollis Anruf: »Einziger Haken: Unser Gast verträgt keine Lactose!« O-Ton Julia: »Ich glaube, so schnell hat selten jemand das Band an der Kasse wieder abgeräumt. Um dann wieder von vorne zu beginnen und alles in lactosefreie Varianten umzutauschen. In den 80ern hätten sie uns dafür ausgelacht! Jetzt bestimmen die Unverträglichkeiten deinen Einkauf. Als ich dachte, ich wäre fertig, musste ich mich noch an die Käsetheke schleppen: ›Haben Sie auch lactosefreien Pecorino?‹ Die Antwort: ›Der ist immer lactosefrei. Da ist keine Kuhmilch drin.‹« Na, so ein Glück!

Nach ein paar Stunden Spucken bei Dr. Wolff wird dann analysiert. Die Methode: Anhand der Speichelproduktion kann Frau Dr. Wolff sehen, wie mein Körper auf das jeweilige Lebensmittel reagiert. Sie testet Brot, Milch, Fruchtzucker, Zucker, Eiweiß und demnächst auch Milchschokolade. Sie ist dabei blond, schlank, fröhlich und von beneidenswerter Ruhe.
»Entschuldigung, wenn ich so hibbelig bin«, sage ich.
»Das macht nichts. Dafür können Sie nichts. Das ist der Zucker.«
»Ach so ...«
Auf einmal fühle ich mich großartig. Ich kann nichts dafür. Es ist der Zucker! Hätten doch nur alle so viel Verständnis. Mein Mann zum Beispiel tadelt mich immer liebevoll streng, wenn mir die Teller auf den Boden fallen, ich gegen den Türrahmen

taumle oder Karlottas Lego-Konstruktionen kaputt laufe. Dabei war das gar nicht ich – es war der Keks zwischendurch, der Puder auf der Waffel, der Zucker im Kaffee. Schlagartig wird mir klar, wie missverstanden ich bisher gelebt habe.

»Das können wir korrigieren. In einigen Tagen fühlen Sie sich besser«, sagt Frau Dr. Wolff.

Wie jetzt? Per Hypnose? Blutabnahme? Tabletteneinnahme?

»Per Nahrungsmittelimpuls!«, erklärt mir die Autorin des Buches *Nahrung statt Medizin*. Ich bin baff.

»Kann denn jeder eine Unverträglichkeit aufbauen, oder erbt man das?«

»Einiges ist vorbelastet. Aber: Die schnappen Sie sich auch auf. Durch Bakterien oder Viren, eine Erkältung, Antibiotikaeinnahme. Durch Überbelastung durch ständiges Essen. Alles möglich.«

»Und die kann man auch wieder loswerden?« Ich schaue ungläubig, das sehe ich ihr an.

Sie lacht: »Ja, klar, Sie geben dem Körper das Lebensmittel im Zwei-Stunden-Rhythmus immer wieder, dadurch ändert sich die Impulskurve, und er kapiert, dass er das Lebensmittel akzeptieren kann. Praktisch erfolgt eine Änderung der Sinneswahrnehmung. Danach wird gegessen. Nur das Lebensmittel nicht, mit dem Sie den Reiz provoziert haben.« So ganz komme ich nicht mit, aber Frau Dr. Wolff malt mir kleine Bögen auf einen DIN-A4-Vordruck, wobei sie zwischen die Essenspausen kleine Bögen zeichnet wie für eine Erstklässlerin, die verstehen soll, dass sie die Silben im Lesebuch zusammenziehen soll. Ich mag diese Frau. »Stellen Sie sich das so vor: Grundsätzlich werden Nahrungsmittel in eine elektrische Information übersetzt, und die gelangt über das vegetative Nervensystem zu den Organen, Drüsen, Gefäßen und Muskeln – binnen Millisekunden. Und diese Information, die ändern wir jetzt.«

Am nächsten Morgen geht es los: Ich starte mit Weißmehl. Dreimal alle zwei Stunden eine Brotkrume, immer eine etwas größere, dazwischen nur Wasser, kein Tee, kein Kaffee. Und ich fühle mich toll. Der Bauch ist flach wie der von Gigi Hadid, ich leichtfüßig wie Karlie Kloss, und alle zwei Stunden meldet sich mein Magen mal. Nach den drei Reizen esse ich. Jedes Kohlenhydrat außer Weißmehl oder Brot ist erlaubt. Allerdings auch nur eins pro Mahlzeit. Aber wer will schon Brot mit Reis und Kartoffeln auf einmal? Ein Energieschub lässt mich putzen, Staubfänger aussortieren und alte Freunde anrufen. Am nächsten Tag guckt mich mein Ich im Spiegel an, als hätte eine von den Kardashians ein paar Instagram-Filter drübergelegt. »Nee!«, sage ich laut. Meine Augen sehen größer aus.

»Da wird etwas angestautes Wasser aus dem Gewebe rausgegangen sein!«, lacht Frau Dr. Wolff bei unserem nächsten Termin. Ich bin begeistert. Mein Hungergefühl ist auch wieder so wie als Kind. Normal. Irgendwann knurrt's ganz gesund auf Bauchnabelhöhe wie ein kleiner Hundewelpe, dem man den Tennisball entreißen will. Angenehm gesund. Und ich esse so viel wie ich will und mag, was weitaus weniger ist als vorher. Meine Haut wird klarer, als ob alle Pickel in den Urlaub oder zum Closed-Outlet-Verkauf gefahren wären. Nicht dass es vorher so viele waren, aber irgendwie sieht alles etwas besser aus.

Nach einer Woche stellt mein samtblazertragender, dauergebräunter Reporterkollege Thomas fest: »Also das Popöchen ist mal schmaler geworden, Anna. Hast du abgenommen, oder liegt das an deinen Absätzen?«

Ich gucke auf meine Turnschuhe: »Ganz klar, die Absätze, Hasi!«

»Die brauche ich auch!«

»Die meisten Menschen, die so eine Wampe aus Luft vor sich herschieben, reagieren auf die Lebensmittel, die sie nicht vertragen. Eigentlich gibt es bei richtiger Kohlenhydratkombination auch kein Nachmittagstief«, erklärt mir Frau Dr. Wolff, mit der ich nun nach und nach alle Lebensmittel bearbeite.

»Und wenn der Körper wieder mit allen Nahrungsmitteln umgehen kann, hat man eigentlich auch keine Migräne, Heuschnupfen, Blähungen oder Schlafstörungen.« Ich bin fasziniert. »Oder Heißhunger!«, ergänze ich. Und spucke glückselig in mein Gläschen, während ich auf meine neuen dünneren Oberschenkel schaue, denn schmaler bin ich jetzt auch. Heute ist Schokolade dran. Auch auf die kann man reagieren. Und während ich so vor mich hinspucke und Frau Dr. Wolff dabei meine Spuckmenge auswertet, überfällt mich eine ungeheure Erleichterung. Hunger. Schmerzen. Das permanente Ungleichgewicht. Alles ist weg. Dabei ahne ich nicht mal, was ich noch alles Spannendes entdecken werde und dass Frau Dr. Wolff ihre Therapie in den nächsten zehn Jahren ausbauen wird: Inzwischen wird jede Spuck-Info digital erfasst und nicht mehr im Zwei-Stunden-Takt, sondern minutengenau individuell therapiert. Aber ich begegne ihr nun mal quasi »in den Kinderschuhen« – und das hat einen ganz besonderen Charme.

Wieder eine Woche später. Thomas ist ganz aufgeregt: »Schätzelein, ich will das auch, was du machst. Ich habe genau gesehen, dass du Turnschuhe anhattest. Und wieso darfst du jetzt alle zwei Stunden Schokolade essen?«
»Ich decodiere mich!«
»Scharf. Kann ich das auch?«
»Klar!«
»Spitze. Dann musst du mir dein neues Futterprinzip näher erklären. Aber die Turnschuhe, die kaufe ich mir trotzdem!«

Das böse Gluten
Oder: Wie g-frei lebst du so?

Berlin. Mittendrin in der Fashion Week. Ich liege barfuß auf einem Sofa am Rand eines Catwalks, gehe meinen Moderationstext durch und beobachte Choreograf Andy, 48, frisch eingeflogen aus L. A. Andy sieht aus wie der kleine Bruder von Denzel Washington, ist superschlank, hat panische Angst vor Gluten und ist der »Chocheeeeee« González der Show, die hier gleich gelaufen wird. Wir sind beide sofort schockverliebt und verbringen unsere Mittagspause miteinander. »Andy, why are you so afraid of gluten?«, frage ich ihn, während er die Models scheucht und versucht, ihnen »more personality« einzuhauchen. Tatsächlich ist sein Hüftschwung wesentlich eleganter als bei seinen Schülern, die es gewohnt sind, sich selbst als Influencer zu fotografieren, aber nicht in Bewegung lebendig auszusehen. »Weil es so dick macht, Honey. Thank God we have gluten-free alternatives these days. Aber in Deutschland versteckt ihr das ja noch im Eisbein mit Sauerkraut.«
Sie merken es schon: Auf den Catwalks und in den Schönheitshochburgen von Berlin bis Hollywood liegt Glutenabstinenz hoch im Kurs.
Deshalb sieht man vermutlich auch selten Hollywood-Stars im Vatikan: Der Papst verbietet nämlich ernsthaft die glutenfreie Hostie, weil der Leib Christi nun mal traditionell auf Weizenmehlbasis beruht. Kein Scherz! Da darf man sich ja eigentlich nicht wundern, wenn weniger Rosenkranz gebetet wird, oder? So oder so scheint Gluten im Alltag zum Glaubenskrieg geworden zu sein. Die einen meiden es wie die Pest und stufen jeden Brötchenesser als Satanisten ein, die anderen konsumieren es täglich und bezeichnen die Ersterwähnten als hysterisch-neurotisch. Schließlich müsste ja sonst auch ganz Paris Weizen-

wampe statt Prêt-à-porter tragen. Oder Italien im Glutennebel den Verstand verlieren. Ist aber nicht so. Was ist da also los? Sollen wir uns komplett von unserer gewohnten Küche verabschieden? Spaghetti bolognese. Pfannkuchen. Bagels. Käsetoast mit Ketchup. Mehlschwitze. Panade. Eis. Ja, da ist auch Gluten drin, da es ein super Bindemittel ist! Alles adé? Und mir läuft jetzt schon allein beim Aufzählen das Wasser im Mund zusammen.

Neulich bei Edeka: »Schatz, holst du noch Kekse?«
»Ja, Hasi, welche denn?«
»Die blauen, die glutenfreien!«
»Glu-was?«
Ja. So unterschiedlich ist der Wissensstand zum Thema Gluten. Dabei laufen glutenfreie Lebensmittel gerade wie geschnitten Brot. Entschuldigung, den konnte ich mir jetzt nicht verkneifen! Alle wollen's haben. Nicht nur Hasi.

»Die Leute springen doch nur auf jeden Trend mit auf«, erklärt mir mein kettenrauchender, dauermilchtrinkender Freund und Promi-Fernsehredakteur Sascha, 47, Junggeselle, Siegelringträger, während er eben diesen poliert. »Da kommt irgendein Lehrer auf dem Liegerad daher und erklärt in seiner Esoterikselbsthilfegruppe, dass Brot ungesund ist. Dann hören das ein paar Schauspieler und *GZSZ*-Darsteller, die das dann auch propagieren – und sofort greifen alle Muttis zu Maismehl.« Sascha ist immer ganz vorne dabei, wenn es darum geht, Foodtrends zu analysieren. Er textet auch gerne »mit spitzer Feder«, wie es so schön unter Fernsehredakteuren heißt. Bedeutet: Manchmal ist seine Kritik etwas schwer verdaulich. Dabei ist er eigentlich herzensgut, ursprünglich Theologe, im Geist oft ein verstörter Columbo, weil er schon wieder über den nächsten Film nachgrübelt. Dabei ist er auf Empathieebene so osmotisch, dass er gerne die Persönlichkeit seiner Protagonisten annimmt. Sprich: Dreht er gerade mit Wolfgang Joop, catwalkt er durch Eppendorf, statt zu laufen. Da wird dann der klassische Seglerlook auch gerne gegen einen Trench mit Seidentuch von »Wölfchen« getauscht. Allerdings nur bis zum Schnitt. Danach ist er wieder Sascha im Dufflecoat mit Schiebermütze. Und leicht töffelig. Ist eine Gabe, wenn Sie mich fragen. Aber verwirrend für andere, die oft denken, er sei schwul, provokant oder täglich betrunken. Ist er nicht. Nur besonders. Manchmal denke ich, er hat selber Angst vor seinem eigenen Tiefgang und versteckt ihn deshalb lieber. Eine unserer Gemeinsamkeiten. Denn insgeheim kann man mit niemandem besser und tiefgründiger über das Leben philosophieren – oder übers Essen. Das liebt mein exzentrischer Freund nämlich. Vor allem Kaviar (»Keine Angst vor großen Dosen, Anna!«), Foie gras und ostdeutsche Knacker von der Tanke. Oder Trüffel. Balik Lachs. Spargel. Ravioli kalt aus der Dose. Igitt.

Und wenn alle Welt Milch verteufelt, kauft Sascha gleich noch eine Tüte mehr. Aus Protest vor der Hysterie. Er trinkt manchmal vier am Tag. V-I-E-R.

Aber zurück zum Brot: Zugegeben, den Reflex, Gluten zu verteufeln oder infrage zu stellen, weil es gerade alle tun, habe ich selbst schon an mir beobachtet. Aber ich denke, in dem Fall ist es anders. Und muss Sascha tadeln: »Du irrst dich. Das Brot ist nämlich nicht mehr das, was es noch in den 80ern war. Der Bäcker von nebenan backt einfach nicht mehr so wie früher. Er bestellt einen Hochleistungsweizen, der in einer Fertigbackmischung steckt, die wiederum Schmierstoffe für die Knetmaschinen enthält. Dieser Teig wird dann nur noch aufgebacken, duftet super, hat einen zarten Teint wie Gisele Bündchen Anfang der 2000er – also nicht zu viel, nicht zu wenig – und schmeckt auch beim ersten Reinbeißen. Aber dafür liegst du später dann mit Wärmflasche und Fencheltee flach.«

»Solche Devotionalien befinden sich nicht in meinem heimischen Mottentempel«, erklärt Sascha schmunzelnd und hält mir die Studiotür auf.

»Mir ist nur aufgefallen, dass auf diesen Teigerzeugnissen kein Schimmeln stattfindet. Diese Dinger halten, bis der Arzt kommt.«

»Gruselig!«, nicke ich. Mich persönlich *beruhigt* Schimmel ja. Ist Natur. Kennen Sie diesen Versuch mit dem McDonald's-Burger, der einfach nicht hopsgehen wollte? Etwas Ähnliches kaufen wir also heutzutage beim Bäcker: ein bis zur Unkenntlichkeit industriell verarbeitetes Produkt.

Gluten ist ein Eiweißbestandteil im Getreide. Egal welches. Weizen allein ist nicht der Teufel. Der kann auch im Roggen- oder Dinkelbrötchen stecken. Und dieses Gluten ist schwer verdaulich – besonders in der oben genannten Kombi mit den Schmiermitteln. Deshalb: Wampe nach Frühstück!

Und das gilt auch mitunter für gesunde Menschen. Umweltmediziner, Darmexperte und Buchautor von *Der Darm denkt mit* Klaus-Dietrich Runow erklärt es mir so: »Viele vertragen Gluten. Verdauen kann es niemand. Bei einer intakten Darmbarriere wird alles ohne Probleme ausgeschieden. Ist die aber gestört, werden die unverdauten Glutenbestandteile den Immunzellen in der Darmwand präsentiert. Die verwechseln das Gluten dann mit Eindringlingen wie Bakterien und schalten auf Abwehr.«

Und da fängt der ganze Schlamassel an. Manche Menschen reagieren übrigens so allergisch, dass sie sogar schizophren werden. Runow kann davon ein Liedchen singen, allerdings ein schauriges: »Ich hatte mal einen jungen Mann, 24, in der Praxis, der nach dem Genuss eines Vollkornbrötchens mit Käse sein Wesen innerhalb von 30 Minuten so sehr veränderte, dass ich an eine Einweisung in die psychiatrische Klinik dachte. Er saß mir mit starrem Blick gegenüber und wippte mit dem Oberkörper vor und zurück, während er sich beide Hände um den Hals legte und begann, sich zu würgen. Auf meine Frage, warum, erklärte er, Stimmen zu hören, die ihn aufforderten, seine Mutter neben sich zu erwürgen. Da er diese Befehle nicht befolgen wollte, versuchte er, sich selbst zu erwürgen. Erst nach der Injektion eines Antihistaminikums klarte er wieder auf und war örtlich und zeitlich orientiert.«

Ein Wahnsinn! Meine Kinnlade hängt mir während seiner Schilderung fast in den Kniekehlen.

Der Grund für das schlimme Befinden: Störungen im Gehirnstoffwechsel wegen durchlässiger Darmschleimhaut. Tja. Andere Menschen reagieren nur mit Müdigkeit, gereizter Haut und Blähbauch. Oder lecken Türklinken ab. So einen kannte ich mal. Er war mein eigentlich hochintellektuelles und blaublütiges Date, aber nach dem Brotkorb beim Italiener nicht mehr wiederzuerkennen. Hätte ich nur Anfang der 2000er schon mal mit Runow darüber gesprochen – der Anblick von Julius-Alexander und der Klinke wäre mir erspart geblieben. Heute lebt er übrigens ein glückliches glutenfreies Leben mit seinen drei Söhnen Gaius, Brutus und Caesar (»Caesar bitte mit ›K‹ gesprochen, das ist uns wichtig!«) und seiner gestrengen Ehefrau Hubertine, die Pizza und Nudeln per Ehevertrag gestrichen hat. Sonst Scheidung und Abfindung. Kluge Frau.

»Fragt sich nur – warum leckt nicht halb Italien wie Julius-Alexander Türklinken ab?«

»Das liegt an der Sonne, bella Annaaaa!«, sagt Luigi strahlend, Inhaber unseres Lieblingsitalieners um die Ecke, der das Brot noch selber backt. »Wir Italiener haben mehr Sonne. Im Herzen wie am Himmel.«

Und tatsächlich: Menschen, die ein Problem mit Gluten haben, lese ich später, haben oft Defizite. Da herrscht häufig gähnende Leere, was gute Darmbakterien, Vitalstoffe und Vitamin D angeht. Und vieles davon gibt es in Italien quasi frei Haus. Wer sich also immer nur dick paniertes Schnitzel reinhaut und ständig im Nieselregen durch Hamburg-Eppendorf rennt, sollte sich nicht wundern, wenn er Probleme bekommt.
Und da ich neuerdings nach einer Pizza aussehe wie im neunten Monat, beschließe ich, Vitamin D und glückliche Darmbakterien zu schlucken und g-frei zu leben. Zumindest eine Zeit. »Ach, bella Annaaaa. Wirklich?« Luigi ist enttäuscht, wünscht mir aber Erfolg. »Ich weiche eine Weile auf euer Dorschfilet aus, okay?« Da lacht er gleich wieder.
Übrigens, eins machen die Italiener auch noch etwas besser als wir: Sie essen zu jeder Mahlzeit Gemüse, gerne mit Olivenöl, außerdem Meeresfrüchte, und werfen jede Menge frische Kräuter drüber. Machen wir alles gar nicht oder viel zu selten. Dabei sind das die Gleitmittel, die alle Glutenproblemkinder bräuchten. Wirkt alles darmzottenschmierend, antientzündlich, verdauungsfördernd: Olivenöl beugt Entzündungen vor (genau die kann nämlich Gluten hervorrufen – Entzündungen!), Rosmarin, Basilikum & Co. helfen mit ätherischen Ölen nach, und alles von Apfel bis Zucchini liefert Vitamine.
Apropos Vitamin D: Als ich mich am nächsten Tag mit meinem Apothekerfreund Kay über das Thema unterhalte, stellt er fest: »Und was machen wir Trottel? Wir setzen beim kleinsten Sonnenstrahl eine Sonnenbrille auf. Dabei wird Vitamin D neben dem Handrücken auch über die Augen aufgenommen. Dazu cremen wir uns dann fleißig ein. Ist ja auch besser, als einen Sonnenbrand zu bekommen – aber der UV-Schutz behindert die Vitamin-D-Bildung. Ein Lichtschutzfaktor von 30 absorbiert schon über 90 Prozent der UV-Strahlung. Ein Freund von mir, Sportler, immer viel in der Sonne, aber immer

dick eingecremt, war ganz überrascht, als sein Vitamin-D-Wert nach einem Unfall festgestellt wurde – er lag bei 9 ng/ml. 40–60 ng/ml wäre gesund.«
In der Mittagspause schick mit Ray Ban und Sonnencreme im Gesicht zum Edel-Italiener? Schön blöd. Privatsphäre auf der Nase, aber kein Vitamin D aufgenommen. Irgendwas ist immer. Kay leistet als Apotheker regelrecht Aufklärungsarbeit: »Ich mache mit meinen Kunden immer einen Test. Ich sage: ›Checken Sie Ihr Vitamin D – und wenn Sie keinen Mangel haben, zahle ich Ihnen die Blutuntersuchung. Wenn doch – kaufen Sie bei mir ein Vitamin-D-Präparat.‹ Ich gewinne immer.« Er grinst. Das Lächeln eines Mannes, der alles verdauen kann und an jedem Vitamin-D-Opfer verdient, aber dabei eben auch jedem einen Gefallen tut. Er hat gerade eine Stoffwechselkur hinter sich und ist mindestens so fit wie der Turnschuh am Fuß vom jüngeren Klitschko.

Sie denken, das ist alles? Nö. Manchmal verträgt man eine Pizza super – und manchmal nicht.
»Das ist verwirrend«, findet meine Nachbarin Hanne, 81, topfit, außer nach dem Brötchenverzehr: »Es muss am Weizen liegen.«
Und damit hat sie recht. Da gibt's nämlich nicht nur Hochleistungsmodelle und Urkorn, sondern auch Hart- und Weichweizen. Achten Sie mal drauf! Hartweizen geht in der Regel besser. Nimmt auch Luigi!
Der sagt: »Isse alles Quatsch mit Gluten! Gehst du hin und wieder in die Sonne, isst du meine Pizza, alles bene-bene!«
Als Norddeutscher leicht gesagt! Wir haben die Sonne nicht gerade erfunden, eher den Südwester, damit es nicht so in den Nacken zieht. Abends beim Zähneputzen frage ich mich, wie viele Menschen wohl mit Glutenproblemen herumlaufen und es gar nicht wissen? Die ihren trägen Stoffwechsel, die kletternde

Jeansgröße oder den Heuschnupfen einfach hinnehmen und sich eigentlich ganz anders fühlen könnten. Zum Abendessen gab es nur Gemüse mit Hirse für mich, und ich schlafe tatsächlich wie ein Baby.

»Wenn du mich fragst, alles Klein-Klein. Glutenfreies Essen ist der neue Diaabend!«, grinst mich Sascha an, während er sich eine Ein-Liter-Tüte Milch als Katerfrühstück nach einer weinseligen Nacht aufreißt. »Als ob wir alle Zöliakie hätten! Dann müsste Poletto ja dichtmachen – und der Laden läuft wie Hulle. Das ist nur Marketing einer neuen Industrie. Hast du Feuer?« Er fingert eine Gauloise aus der Packung.

Was für ein Entgifter, dieser Mann. Es gibt diese Menschen, die alles essen können. Oder die es nicht stört, etwas »confused« durch den Tag zu wanken. Je nachdem.

Sascha beugt sich über sein Monogramm-Gepäck, in dem er immer seinen Mikrofonpopschutz verstaut: »Aber jetzt mal Schluss mit dem Ernährungsgetratsche, ma chère, ich will gleich noch zu Burger King.«

Auf der einen Seite hat Sascha recht: Gluten an sich ist nicht immer das Problem. Eher ist es das Brötchen bzw. der Teig, der gestresst wird: Der bekommt einfach keine Zeit mehr. Eine Stunde von der Knetung bis zum Ofen höchstens. Früher durfte der Teig in Ruhe gehen, Gärungsprozesse durchlaufen. Durch die Ruhezeit wurden auch ein paar Plagegeister ausgemerzt, wie etwa die sogenannten FODMAPS, Abkürzung für fermentierbare Oligo-, Di- und Monosaccharide und Polyole. Was das ist? Ganz einfach: Zuckermoleküle. Die piesacken uns, denn heute wird das Brot gebacken, während diese Moleküle Samba tanzen. Darüber machen sich unsere Darmbakterien nach dem Brötchenverzehr begeistert her, und der Bauch bläht sich auf. Ganz Ähnliches passiert auch bei einigen Menschen, wenn die ATIs (Amylase-Trypsin-Inhibitoren) ins Spiel kommen. Eiweiße,

die eigentlich Fraßfeinde wie Insekten von Pflanzen fernhalten sollen – nur leider geht's dem Menschen mit ihnen auch nicht so gut. Die spuken nämlich in den Darmwindungen herum und rufen Immunreaktionen hervor, besonders bei Menschen, die schon Probleme wie Rheuma oder Schilddrüsenentzündungen haben. Kennt Sascha natürlich alles nicht.
Ganz schön komplex, was da alles im Körper abgeht.

Heutzutage ist es leider so, dass viele Semmeln ein bisschen leben wie Madonna: Hauptsache, es sieht gut aus, egal was drin steckt. Mochte Guy Ritchie auch nicht mehr, irgendwann. Im Falle des Backwerks: von der Folie in die Schockfrostung – fertig. Und so lassen immer mehr Menschen Weizen, Dinkel, Roggen & Co. links liegen und stellen fest: Irgendwie geht es mir besser. Und egal, wie sehr versucht wird, alle als hysterisch hinzustellen oder den glutenfreien Markt nur als Millionengeschäft zu diffamieren (was er sicher auch ist, keine Frage) – man kann nicht umhin, dass es einen triftigen Grund gibt, Gluten zu meiden: Der Verbraucher fühlt sich besser. Da hilft auch keine Anti-glutenfrei-PR-Kampagne. Wer täglich Backwaren kauft und bei Weglassen plötzlich aufblüht, abnimmt, keine Wampe mehr hat, der weiß es besser.
Oder wie Umweltmediziner Runow sagt: »Zöliakie haben die wenigsten, aber eine Gluten- bzw. Weizensensitivität ist weitverbreitet.« Eben weil sich die Nahrungsmittel so verändert haben. Wissenschaftlich anerkannt ist die Weizensensitivität übrigens erst seit 2011. Denn 2011 schrieb das *American Journal of Gastroenterology* über eine Studie, bei der Patienten Verdauungsbeschwerden bei einer Weizenprovokation bekamen. Und so lasse ich selbst das Bio-Brot meiner Kinder weg und meide jegliches Gluten: keine Pizza, keine Nudeln, kein Vanilleeis. Und ob Sie's glauben oder nicht: Meine Haut wird besser, klarer, weniger gerötet, die Taille definierter. Ohne Anstrengung.

Ich bin irgendwie fitter. Mehr bei mir. Es ist mein erster Selbstversuch im Ritt durch den Food-Dschungel. Es begann mit einem Gespräch bei meinem Hausarzt, einem klassischen Schulmediziner, so aufgeschlossen, wie die eben nun mal sind.
Ich: »Ich sehe aus wie im neunten Monat ...«
Er: »Glückwunsch!«
Ich: »Aber es liegt am Essen! Deshalb bin ich ja hier. Wie kriegen wir das weg?«
Er: »Ach so! Tut's weh? Ein Schmerzmittel vielleicht?«
Ich: »Nein. Ich will mich nicht betäuben. Ich will nur meine Mahlzeiten wieder vertragen.«
»Da kenne ich mich nicht aus.«
»Ob ich es mal glutenfrei probiere?«
»Das ist alles Blödsinn, Fake News, ein Modetrend und kurz vor Verschwörungstheorie. Aber machen Sie doch mal.«

Ich bin von dem Ergebnis begeistert. Und da ich ja keine Zöliakie habe, ist alles halb so wild. Es geht nur ums temporäre Weglassen.
»Bei der Glutensensitivität kann man nach einer Karenz von zwei bis drei Monaten vorsichtig im Rahmen einer Rotationsdiät die verdächtigen Lebensmittel wieder in den Diätplan integrieren. Also alle drei bis vier Tage ist das Problem-Nahrungsmittel wieder erlaubt«, erklärt mir Klaus-Dietrich Runow.
Und so gönne ich mir nach dem Verzicht-Marathon hin und wieder ein Sauerteig-Roggen-Erlebnis aus der Bio-Bäckerei, weil ich Brot einfach liebe. Aber nicht mehr täglich und nicht, wenn ich eine TV-Sendung am Folgetag moderieren muss. So einfach kann's gehen. Und wenn ich nasche, dann auch gerne mal glutenfrei oder ein kleberfreies Sorbet-Eis. Und im Urlaub in Florenz oder Sizilien esse ich natürlich Pasta. Vitamin D und Olivenöl gibt's ja als Beilage. Außerdem gibt es Ausnahmetage für mehr Spaß. Apropos, ich muss jetzt mal den Laptop zu-

klappen. Sascha hat zu bösem Croque Monsieur mit Champagner eingeladen.

Die Milch macht's – aber bitte lactosefrei
Oder: Die Geschichte von der Kokosnusskuh

Anruf von Sascha: »Halt dich fest, gestern bei Döner-Ali: So 'ne Pflanzenmörderin beißt in ihren Döner, spuckt fast alles wieder aus und schreit Ali an: ›Da ist ja Fleisch drin!‹ Und Ali sagt: ›Nun, ja, isse Döner. Gehört so.‹ Und sie sagt: ›Aber ich hatte doch vegan, nur mit Salat, bestellt.‹ Ali hat geguckt wie ein Reh im Scheinwerferlicht, und ich habe zu ihr gesagt: ›Da hätten wir jetzt mal in Ihrem kleinen reinen veganen Leben den sogenannten WURST Case.‹«
»Heute geht's nicht um Veganer, Schätzelein«, erkläre ich, an meinem Schreibtisch sitzend, mit einem Kaffee aus Bio-Bohnen neben mir und Klettwicklern im Haar.
»Sondern?«
»Um die Milch!«
»Ich liebe Milch. Ich trinke täglich vier bis fünf Tüten.«
»Ich weiß.«
»Was ist denn das Problem mit der Milch? Ich sag's dir: Milch macht müde Männer munter. Und ist gut für die Knochen.«
»Ja, das hat meine Mutter auch immer gesagt. Aber das ist offenbar falsch. Die Galactose kann dein illustres Leben verkürzen – behauptet zumindest ein schwedisches Forscherteam in einem Artikel, den ich gerade gelesen habe.«
»Pardon? Nein. Das glaube ich nicht. Ich muss auflegen – der Ziehsohn von Steve McQueen ruft gerade an, und Dennis und ich haben uns ewig nicht gehört – à bientôt, ma chère.«

Ich schmunzele. Sascha kennt und liebt Gott und die Künstlerwelt. Vermutlich trinken sie gemeinsam ihre Milchtüten nachts um halb vier, wenn die Ideen sprudeln.

Es gab ja diese Zeit, da war Milch das Allheilmittel: Du kannst nicht schlafen? Trink heiße Milch mit Honig. Du hast Halsweh? Heiße Milch mit Honig! Du bist hingefallen? Heiße Milch mit Honig! Du bist 14, hast zum ersten Mal Haschisch gekauft und weißt nicht, wie man auf Lunge zieht? Erst mal 'ne heiße Milch – mit Kakaopulver! Dein erster Cannabis-Trip mit einer extra Portion Calcium. Da ist auch Mutti beruhigt – immerhin gab's was Gesundes zur opiumgestreckten Einlage.
Auch zum Leben meiner Mutter gehörte die heiße Milch dazu. Ich sehe sie immer noch in der Küche sitzen, schlaflos nachts um zwei Uhr, wenn ich mit Karlotta zu Besuch war, vor ihr die dampfende Tasse Milch und ein Buch. Zuletzt ein Buch übers Altwerden, was leider nicht mehr so richtig geklappt hat. Krebs und Osteoporose kamen dazwischen. Dass Milch nun mit beiden Krankheiten in Verbindung gebracht wird, nimmt dem gedanklichen Souvenir die Süße. Schmeckt heute eher bitter.
Wobei sich die Forscher in einem Punkt absolut einig sind: dass sie sich nicht sicher sind. Offiziell.

Milch hatte also meine gesamte Kindheit über ein ungemein gutes Image. Überhaupt Milchprodukte. Von Milch bis Käse, alles allererste Sahne. Sogar bis heute gibt es Organisationen, die behaupten, ohne täglichen Konsum von Milchprodukten könnten wir unsere Gesundheit nicht erhalten. Und dann gibt es die Milchgegner: Milch sei das Ungesündeste, was man zu sich nehmen könne. Eigentlich bestimmt für die Kälbchen unserer Zuchtkühe, die wir quälen und auf Leistung trainieren, dass einem schlecht werden kann. 8000 Liter pro Jahr müssen die armen Schweine geben. Pardon, Kühe. Vollgepumpt mit

Hormonen. Pestiziden. Antibiotika, damit sich das Euter nicht entzündet. Geplagt vom Trennungsschmerz, weil ihnen ihre kleinen süßen Kälbchen entrissen werden, damit Sascha in Pöseldorf Schnitzel essen kann. Kurz möchte ich für alle Kälbchen und ihre Kuhmamas und jedes zarte, weidende Chateaubriand der Zukunft heulen – dann summt mein iPhone. Sascha, der Kuhnibale, schickt ein Stilleben mit einer Kaffeetasse, einem Döschen Kondensmilch nebst Aschenbecher. »Nichts geht über Bärenmarke«, schreibt er. Das Bild vom flauschigen Bären, der sinnentleert in den Alpen Milch von einer Kanne in eine andere kippt, zieht vor meinem inneren Auge vorbei. Eine Kuhglocke bimmelt. Milch ist so Heidi und »Grrroßvatrrrr«. Unglaublich, was die Werbung aus der Kindheit mit uns macht. Früher durften die Werber die Milch als gesund deklarieren. Inzwischen ist es verboten, einen gesundheitlichen Nutzen von Milch zu bewerben. Interessant. Sie erinnern sich vielleicht an die Milchschnitte? »Mit der Extraportion Milch«? Oder Fruchtzwerge: »So wertvoll wie ein kleines Steak«? Heute würde nicht nur jeder Veganer innerlich Schreikrämpfe kriegen.

»Hoabe die Ehre, i hoab mir grad a Sachertorten und a Mélange bestellt, für die Extraportion Milch – des kann ned ung'sund sein!«
Sascha ruft per Facetime aus Wien an und zeigt mir sein milchgeladenes Gedeck im Luxushotel.
»Dazu habe ich ein trauriges Pferd bestellt, aber das gab es nicht.«
»Du willst es heute aber wissen, was?«
»Na, bist deppert, des is a harmloser Doag. Küss die Hoand, gnä' Frau!«

Die Milch macht's: Mittelohrentzündungen, Akne, Atemwegserkrankungen. Osteoporose. Allergien. Übersäuerung. Erhöht angeblich die Sterblichkeitsrate und die Brustkrebsgefahr. Zumindest, wenn man modernen Ernährungsberatern glaubt. Milch soll verschleimen. Eigentlich Wahnsinn. Asthma, ständiges Räuspern, Darmprobleme, alles könnte mit der guten Milch zusammenhängen. Ich habe eigentlich nie Lust auf Joghurt oder Milch. Instinkt?
Menschen, die die Steinzeitdiät, also neudeutsch Paleo, leben, erklären Milch sogar zum Irrtum der Menschheit. So mancher Ernährungscoach sieht sie lediglich als Notnahrungsmittel in Kriegszeiten, das wir nur durch eine Genmutation vertragen können.
Gilt aber nicht für jeden von uns: Schon Ötzi wollte das weiße Zeug nicht trinken, weil er's nicht verdauen konnte. Der hatte eine Lactoseintoleranz, absolut alltäglich in der Jungsteinzeit. Angeblich kommen 20 Prozent der Deutschen mit Lactose nach wie vor nicht klar. Bei den Chinesen sind es deutlich weniger. Dennoch hat es die Werbeindustrie geschafft, dass unsere asiatischen Freunde Milch inzwischen auch konsumieren.

»Wie sieht es so mit deinem Kuhmilchverbrauch aus?«, frage ich meinen Freund Felix, Reporter, Nerd und Besserwisser, in einer Drehpause.
»Wenig. Zu viel Lactose und Casein. Außerdem ist ja inzwischen die Diskussion um Hormone und Co. im Mainstream angekommen. Damit bin ich schon lange durch, sweety.«
Mein Handy macht sich bemerkbar: Sascha. Mit einem Foto aus einem Wiener Kaffeehaus. Die nächste Mélange. »Die Milch macht's, Anna«, hat er als Unterschrift getippt.
»Und? Ist Milch jetzt so schlimm?«, frage ich Felix, der über Sascha und dessen Ernährungsphilosophie immer den Kopf

schüttelt. »Na ja, wenn dich Hormone, Antibiotika, Blut und Sperma nicht stören!«
»Sperma?!«
»Sweety, lass dich doch nicht so verschaukeln.« Felix grinst. Medienhumor. Ein bisschen Sensation geht immer. Oder wie es unter *RTL*-Reportern immer so schön hieß: »Blut, Blut, überall Blut.«
Ich fühle mich heute dagegen mehr wie Kleopatra: Milch, Milch, überall Milch.
»Ich bin mal weg«, sage ich.
»Sauer?«, fragt mein Gegenüber zaghaft mit einem Hundeblick, mit dem man jedes Opfer vor die Kamera quatscht.
»Nein, ich muss nur mal eben ein paar Tüten Kokos-Mandel-Milch shoppen gehen.« Ab sofort läuft das Programm »milchfrei« an. Ist nicht nur gesund, sondern meine neue Beauty-Strategie. Was die Milch nämlich auch macht: Pickel! Und während ich die Alternativmilch-Packungen studiere, stelle ich fest: Selten hat mich ein Lebensmittel so beschäftigt wie dieses. Selbst als Journalistin und Reporterin, die alle Meinungen anhört, sortiert, ordnet, einstuft – keine Chance, da durchzusteigen. Wie soll denn der Verbraucher da klarkommen?
Beispiel gefällig? Achtung, gleich rauscht's, und damit meine ich keine Melkmaschine: Wissenschaftler der John Hopkins School of Medicine, Baltimore, wollen entdeckt haben, dass Milch Rauchern mit chronischer Bronchitis das Luftholen erleichtern kann. Beweise gibt's nicht, sie konnten nur Zusammenhänge herstellen. Ganz sicher ist das also nicht. Übersetzt: Sie wissen nix.
Und jetzt kommt's: Eine aktuelle Studie der Deakin University, Melbourne, wiederum ermittelte bei weiblichen Milchtrinkern ein geringeres und dafür bei männlichen Milchtrinkern ein erhöhtes Knochenbruchrisiko. Die Erklärung der australischen

Wissenschaftler für diesen Unterschied klingt einleuchtend: Wenn Männer viel Milch tränken, würden sie besonders groß – und entwickelten so ungünstige Hebelverhältnisse in ihrem Skelett. Also bloß keinen Zwei-Meter-Milchbubi heiraten – da findet man sich schneller bei den Single-Busreisen wieder, als einem lieb ist.

Fazit: Irgendwie wissen wir offiziell nichts – Milch ist in jedem Fall nicht so gesund, wie Mama dachte. Ein Forscherteam um den schwedischen Professor Karl Michaëlsson stellte 2014 sogar fest: Milch ist der Sensenmann! Oder anders gesagt: Die Studienteilnehmer, die gerne häufiger ins Milchglas guckten – mehr als drei Gläser am Tag –, lagen deutlich früher unter der Kuhweide. 60 000 Männer und 45 000 Frauen nahmen teil, also durchaus repräsentativ. Ergebnis der Forscher: Das Todesrisiko stieg mit jedem Glas. Der Übeltäter: die bereits erwähnte Galactose, die in Lactose steckt. Fördert Entzündungen. Dazu noch Stress – und schon kommen die miesen Krankheiten.

Umweltmediziner Runow sieht es etwas entspannter als die Schweden, weist aber auch auf die Probleme hin: »Grundsätzlich ist unser Verdauungsapparat in der Lage, Kuhmilchproteine zu verdauen. Der moderne Mensch verzehrt allerdings Unmengen und überlastet sein Verdauungs- und Immunsystem.« Wer morgens Müsli mit Joghurt isst, dazu Kakao trinkt und Wurstwaren (da sind auch Milchproteine drin!) nachschiebt, mittags alles mit überbackenem Käse oder Sahne aufpeppt und abends Pizza isst, gönnt sich eben kaum Pause. »Und da die Verdauungskapazität mit jeder Dekade um circa zehn Prozent abnimmt, steigt der Anteil an nicht verdauten Milchproteinen. Die Folge: Der Darm wird mit unverdauten Nahrungsmitteln überschüttet, es kommt zu Abwehrreaktionen.«

Unglaublich, was man sich ahnungslos alles so antun kann, oder? Wenn die Milch uns evolutionär tatsächlich in die Höhe schießen ließ, erklärt das jedenfalls, warum Ötzi aus den Alpen mit 1,65 nicht größer war als ich heute. Der konnte ja keine trinken. Hat er Glück gehabt. Nur die Höhlenfrau nicht, die irgendwo auf ihn wartete an seinem letzten Tag und dachte: »Der bleibt aber lange weg. Zu blöd zum Orientieren – oder ist der Zigaretten holen? Na ja, sein bester Freund ist auch nicht hässlich. Und der hat 'ne Kuh domestiziert und muss nicht jagen gehen. Der bleibt bei mir.« Und so ging es los mit dem Kuh-Teufelskreis.

Mit meiner Mandel-Kokos-Milch fahre ich nach Hause.
»Mama, die Milch schmeckt so komisch.«
»Ja, die ist von der Kokosnusskuh. Die ist viel gesünder als die andere.«
»Grast die Kuh dann auf Palmen?«
»Ja, und die leidet nicht so wie die anderen Kühe. Und wir trinken den Kälbchen nicht mehr die Milch weg.«
»Find ich gut. Wir sollten den Kälbchen nicht die Milch wegtrinken. Aber die Kokosnusskuh kann ihre Milch auch behalten – fürs Kokosnusskälbchen. Die schmeckt nämlich nicht.«
Auch okay, denke ich. Und sehe, dass Karlotta etwas anderes auspackt. »Äh ... was ist das?«
»Eine Milchschnitte. Habe ich heute in der Schule getauscht. Aber die ist ohne Milch, Mama, die ist mit Joghurt.«

Sind wir langweilig geworden?
Oder: Früher war mehr Rock 'n' Roll und weniger Lactoseintoleranz

Es ist einer dieser Abende, die das Ende eines ersten Herbsttages perfekt machen. Ein Feuerball schleicht sich vor einer pinken Tapete davon und spiegelt sich in den Autos, die in der Waschanlage waren. Also nicht in meinem. Innen können Sie bei mir ja die Sitze ablecken, aber bitte nicht von außen mit dem Zeigefinger über die Motorhaube fahren. Ich bin heute auf einer Party in Blankenese eingeladen und spät dran. Also düse ich los. Dort angekommen, sprinte ich über das Kopfsteinpflaster der Einfahrt Richtung Eingang.
In der Gastgebervilla hält mir Sascha galant die Tür auf: »Ma chère, hocherfreut, aber du bist viel zu spät. Anthony weiß schon, warum du nie ›eine Model sein wirst‹. Because you are zu klein und never on time.« Anthony, Anfang 50, ist jetsettender Lebenskünstler, Assistent anonymer Superreicher, deren Namen er niemals preisgeben würde – er kennt sie alle, weshalb wir überhaupt hier sind.
»Das stimmt so nicht. Bei offiziellen Terminen bin ich immer pünktlich.«
»Schhhh! Komm, ich stell dir ein paar Leute vor.« Wir gehen über eine riesige Terrasse, schlängeln uns an diversen Steinstatuen vorbei und stehen dann in einer offenen Küche mit einem Tresen und riesigen Windlichtern.
Auf einem hölzernen, überlangen Küchentisch stehen Dom-Pérignon-Flaschen in einer Dichte, als hätte es sie gerade bei Rewe im Sonderangebot gegeben. Davor stehen vier klassische Hamburger Blondinen, Mitte 40, Pferdeschwanz, Perlenohrringe, Blüschen, und streiten.
»Meine Damen, was ist denn hier los?«, fragt Sascha.

Ein Gesicht, das man von ein paar Roten Teppichen im Jahr kennt, guckt ihn böse und voller Botox an: »Ich habe ihr gesagt, dass ich keine Lactose vertrage. Und jetzt macht sie Kartoffelsalat mit Mayonnaise.«
Die Gastgeberin weiß es besser: »Das ist doch alles Blödsinn. Das ist bei dir doch gar nicht bestätigt. Du bildest dir das ein. Und es ist so wenig Mayo.«
»Wie ignorant ist das denn?«
Blondine Nummer drei: »Ich kann sie aber verstehen. Ich vertrage kein Gluten mehr. Und wenn ich das jetzt aus Höflichkeit esse, geht es mir tagelang schlecht. Willst du ihr das zumuten? Ich wurde neulich genötigt, Frikadellen zu essen. Da ist ja auch oft Brot drin. Ich habe es bitter bereut.«
»Super, dann vergiss schon mal das Dessert. Das ist nämlich Apple Crumble«, zischt die Gastgeberin.
»Darf ich einen Vorschlag machen?«, schaltet Sascha sich ein. »Wir trinken jetzt alle etwas Champagner zur allgemeinen Beruhigung. Den vertragen wir ja wohl alle.« Damit ist das blonde Quartett einverstanden. Der Champagner wird geschluckt wie eine Arznei, und danach essen sie alles durcheinander. Zwischendurch jammert noch mal eine von ihnen: »Ach, meine Histaminintoleranz, ich darf doch keinen Champ…« Da schenkt Sascha auch schon nach.
Irgendwann stehlen wir uns heimlich davon und sitzen schließlich zu zweit auf der Terrasse, die sich präsentiertellermäßig über einen perfekten Golfrasen erhebt. Sascha zündet sich eine seiner geliebten Zigaretten an, inhaliert tief und lehnt sich dabei an eine Statue – als es plötzlich knallt. Ich bin auf einmal allein. Von Sascha – nichts mehr zu sehen. Bis sich jemand von unten aus einem Beet pult, das Jackett abklopft und murmelt: »Ich dachte, die wäre etwas stabiler.« Vor mir taucht der Statuenkopf in einer Hand mit Siegelring auf, hintendran Saschas Arm. »Tja …« Er grinst. »Das ist wohl das Rock-'n'-Rolligste,

was hier heute passiert ist. Ansonsten sind ja alle mit ihren Intoleranzen beschäftigt. Du fängst ja auch immer mehr damit an.« Er dreht den bröselnden Kopf in der Hand und wirft ihn weg: »Früher waren alle im Frühling auf Bikini-Diät. Das hatte noch was Normales. Aber Diät ist jetzt so *Brigitte*. Das ist wie Sendeschluss, Zeitansage und Kassettenrekorder. Jetzt gibt es nur noch Ernährungsumstellung und Unverträglichkeiten. Oder ist das jetzt nur gerade ›in‹?« Er nimmt einen tiefen Zug.
»Nein, darum geht es doch gar nicht.«
»Warum macht ihr das denn? Das ist alles nur Mode – ein Flügelschlag im Trenduniversum. Ich kann nur dies und nur das und das nicht. Heiteitei. Das ist wie eine Ersatzreligion. Als ob jemand, der keine Unverträglichkeit hat, die Kontrolle über sein Leben verloren hätte. Es ist ein Boom des Selbstzwangs und der Selbstoptimierung einer kränkelnden Gesellschaft. Und das Essen wird missbraucht – als Plattform für eine bekloppte Identitätsbildung. Frei nach dem Motto: Die politischen Utopien sind tot, also warten die Veganer nicht mehr auf den Sozialismus, sondern ihre Körner sollen sie jetzt bitte erlösen.«
»Wow. Eine schöne Predigt! Das mag es bei dem einen oder anderen sein. Aber ganz so simpel ist es auch nicht.«
»Dann erkläre es mir.« Er will nachschenken, und ich bedeute ihm, dass ich nur einen Minischluck nehme, indem ich aufs Auto zeige. Champagner trinke ich problemfrei. Ist ja ein reines Gesöff – vertrage ich gut. Insofern habe ich nur das Auto als Ausrede. Allein, dass man immer eine Ausrede braucht, wenn man nicht mittrinkt, ist eigentlich armselig, aber das war wohl schon immer so. Man kann ja auch ohne Alkohol Spaß haben – gut, es ist ein anderer, aber der sollte dann doch wählbar sein, finde ich. Ich stehe nicht auf Diktator-Gastgeber.
»Ich glaube, es gab diese Unverträglichkeiten immer. Nur wusste man es nicht. Die Leute hatten mal Bauchweh oder mal

Kopf- oder Gliederschmerzen, aber sie haben sich nichts dabei gedacht. Sie sind dicker geworden und sagten sich: Na ja, ich werde älter, da wird man halt dicker. Und jetzt nimmt das keiner mehr hin. Unsere Welt ist anstrengender geworden. Komplexer. Schneller. Die Menschen wollen fit sein, sich dem Alltag mit seinen tausend Reizen gewachsen fühlen und werden eben bewusster im Umgang mit Lebensmitteln. Warum dick, verquollen und abgelatscht aussehen – wenn es nicht sein muss? Es ist viel Wissen verfügbar geworden. Ein paar Klicks, und du weißt plötzlich, was ein Weißmehlbrötchen mit dir macht. Und alle probieren es halt aus. Nur, dass die bekloppten Hühner dadrinnen es tendenziell etwas hysterisch angehen.«
»Aber der Mensch ist doch ein Allesfresser! Was soll das? Wir sind wie Kühe: Wir grasen ab, was am Wegesrand blüht. Warum die Gräser sondieren? Manchmal denke ich, bekloppptes Essverhalten ist das neue Möchtegern-Statussymbol, eine Art der Abgrenzung gepaart mit moralischer, intellektueller Überlegenheit: Ich esse besser als du. Früher wurde über Fleisch differenziert – die Reichen hatten mehr davon. Jetzt ist es genau anders herum – oder die Reichen haben eben das Happy Meal von den glücklichen Kühen. Was für ein alberner Wettlauf: Wer isst grüner, veganer, rohköstlicher! Mein Gott! Das macht doch keinen Spaß mehr. Essen sollte eigentlich satt machen, Genuss bereiten und nicht heilen. Ich überlege ernsthaft, die La-dolce-vita-App zu erfinden, die einen konstant inkonstant daran erinnert, Rotwein zu trinken, zu rauchen, den Kaviar aufs rote Fleisch zu hauen, herumzuknutschen und laut auf der Straße zu pöbeln. Wusstest du, dass die Franzosen wesentlich ungesünder leben als wir, miesere Blutwerte haben, aber länger leben? Les madames et messieurs genießen und zelebrieren nämlich.«
»Das stimmt. Und auch wieder nicht. Ich bin auch strikt für Alles-scheißegal-Tage. Aber die bereue ich auch oft mit schlech-

tem Schlaf, mieser Haut, Bauchweh und Augenringen. Und es gibt nun mal Phasen, da kann ich mir das nicht leisten. So einfach ist das doch. Und etwas eitel ist man ja auch, oder? Und eins darfst du nicht vergessen: die ganzen Lebensmittelskandale. Die Leute haben auch einfach Angst, auf Gammelfleisch herumzukauen oder Nitriteier zu löffeln.«
Sascha macht sein »Ach so, na ja, irgendwas ist immer«-Gesicht, als Anthony auf einmal angerannt kommt und mit seinem amerikanischen Akzent brüllt: »Sascha, Anna, ihr müsst kommen, die Gastgeberin hat eine Glutenanfall!« Er guckt, stutzt und sagt: »Saschilein, hast du die Statue gebrochen mit deine Hand?«
»Yes, it was my pleasure.« Sascha lässt die Statue wieder ins Beet sinken, und wir eilen alle hinein. Ein bekannter älterer Schauspieler winkt ab: »Alles gut, sie hat nur etwas viel Champagner intus.«
Das ist sogar Sascha zu viel. »Alkohol ist eben nicht für jeden das Elixier der Sozialkompetenz. Falls mich wer braucht, ich stehe im Beet neben der Statue.«
Wieder auf der Terrasse: »Anna, ich glaube, die Intention, mit seinen Nahrungs- und Genussmitteln bewusster umzugehen, kann ich doch nachvollziehen.«
»Siehst du, mehr wollen Menschen mit Unverträglichkeiten auch nicht. Die wollen ihr fitteres Ich sein und eine tolle Zeit haben. Mehr nicht.«
»D'accord.«
»Ihr habt meine Statue zerbröselt?« Hinter uns steht wieder eine vom Blondinen-Quartett, offensichtlich erholt von ihrer Pseudo-Glutenüberreaktion. »Ich hoffe, du bist gut versichert, Sascha.«
»Hier meine Karte. Ruf mich an, wenn die Synapsen wieder funktionieren.«
»Saschilein, ihr geht schon? Aber wir haben noch gar nicht

über die Leben philosophiert.« Anthony stapft beleidigt über die Terrasse, als es unter seinen Füßen knackt. Ein Teil der Staue liegt in Krümeln da. Das Antlitz der Blondine entgleist, als wäre jegliches Hyaluron gewichen. Als hätte man ihr als Gastgeschenk noch schnell einen Sanifair-Gutschein angeboten. Bevor uns die Situation entgleitet, machen wir uns aus dem Staub.
Bei den Autos grinst Sascha: »Das hat mich dann doch etwas amüsiert. Aber diese Welt ist mir inzwischen fast zu überdreht. Ich muss mal wieder etwas entschlacken: weniger glutenfreie Künstler, weniger Statuen. Mehr bodenständiger Wein und Zigaretten im engen Freundeskreis. Bonne nuit.«
Leicht erschöpft von diesem Abend kuschle ich mich noch zu meinem Mann aufs Netflix-Sofa neben die Kichererbsenchips und frage ihn: »Sind wir eigentlich langweilig geworden?«
»Keine Ahnung. Willst du noch einen Schluck Apfelschorle?«
Unser Lachen hallt durchs ganze Haus.

Die richtigen Impulse
Oder: Wie man alles isst und nie zunimmt

Momentan esse ich jeden Abend einen Eimer Schokoladeneis und ich nehme nicht mehr zu. Kein Witz! Glauben Sie mir nicht? Sascha auch nicht.
»Ma chère, das geht gar nicht. Das ist ungefähr so, als würde Lidl fair gestopfte Gänseleber anbieten. Unmöglich«, erklärt mir Sascha am iPhone, gefolgt von: »Ich muss auflegen, mein Häschen. Hab 'n Toast Hawaii im Ofen.«
»Du bist so 80er!«, konstatiere ich.
»Das ist eine Ode an Clemens Wilmenrod.«

»Wer ist das denn?«

»Tja. Wie kam die Birne zur Helene? Solltest du als Expertin eigentlich wissen. Der erste Fernsehkoch Deutschlands in den 50ern und Erfinder des Toast Hawaii. Ging in die Annalen des Fernsehkochens ein, in Assistenz seiner Frau Erika und dem Schnellbräter ›Heinzelkoch‹.«

»Klingt irgendwie nach Loriot!«

Fakt ist, wir überfordern den Körper heutzutage immens. Und zwar durch viel zu viele Impulse, wie ich ja von Dr. Wolff weiß. Morgens gibt's ein Marmeladenbrötchen, dazu vielleicht Saft und Kaffee, mittags beim Lunch den Brotkorb vorweg, gefolgt von Fleisch mit Kartoffeln und danach noch ein Eis, abends Pasta mit Sahnesauce. Das sind so viele Impulse, dass unsere Hüfte sich denkt: Da pack ich mir mal was drauf. Denn Lebensmittel sind nichts anderes als Informationen, die wir über die Nervenbahnen an unseren Körper senden. Zu viele sind eine Reizüberflutung. Einzeln geht alles. Der Trick lautet also: nur ein Kohlenhydrat pro Mahlzeit und zwischen den Mahlzeiten zwei Stunden Pause.

»Und wie setzt man das bitte um, wenn man in Bordeaux zum Dinner geladen ist? Da gibt's doch ein Amuse-Gueule nach dem anderen und tausend Desserts danach.« Armer Sascha.

Das Marmeladenbrötchen enthält zum Beispiel gleich drei Kohlenhydrate: Fruchtzucker, Zucker und Gluten. Würden wir das Brötchen mit Käse essen (wohlgemerkt einem neutralen Hartkäse – alle anderen haben, wie etwa ein weicher Camembert, Milchanteil, also ein weiteres Kohlenhydrat), wäre alles wunderbar. (Oder nur das Pizzabrot von Luigi »miedde nur viele Kräuterrr und Öl!«.) Kaffee ist eine Mahlzeit für sich, die nicht kombiniert werden sollte, oftmals ist ohnehin noch Zucker oder Milch drin, was wieder jewels ein Kohlenhydrat darstellt. Besser also nur eins von beidem und nichts dazu. Der

Brotkorb beim Job-Mittag im Restaurant ist für sich genommen okay, aber dann kommen vielleicht zum Hauptgericht Kartoffeln dazu, also Stärke, schon wieder ein neuer Zucker. Bestünde der Hauptgang nur aus Fleisch und Gemüse, wäre das einzige Kohlenhydrat das Brot vorweg und alles im Rahmen – vorausgesetzt, es gibt keinen Sahneaufstrich dazu. Logisch, oder? Glutenpasta mit Sahnesauce geht eigentlich nie, weil Milch auch ein neuer Zucker ist. Aber dazu kann ich nur Luigi zitieren: »Isse keine echte Pasta mit Sahne. Machen wir nur mit Ei in bella Italia, weißt du?« Insofern: einfach nicht essen.
Schwierig ist Eis: Da ist oft Gluten drin und jede Menge Milchzucker und dann am besten noch Fruchtzucker. Zum Beispiel im Erdbeereis. Die schöne Nachricht für Eisfans: Schokoladeneis ist neutral, weil Schokolade den Zucker überdeckt. Deshalb kann ich, wenn ich nur ein Kohlenhydrat pro Mahlzeit esse und zwei Stunden warte, abends einen Becher Häagen-Dazs essen – ohne dass ich es merke oder müde werde. Natürlich keine Eiswaffel oder Sahne dazu.
»Das ist ja großartig, Anna!« Rainer freut sich am Telefon. »Also kann ich Obstsalat, Schokolade, Käsebrot und Kartoffelbrei essen – nur nicht zusammen?«
»Ja! Es sei denn, du machst den Kartoffelbrei mit Milch. Besser nur Butter nehmen, die ist neutral.«
»Woher weißt du das alles?«
»Nebenprodukt meiner Unverträglichkeiten-Decodierung nach Dr. Wolff. Man nimmt automatisch ab, wenn man das Prinzip einhält. Das ist wie einen Computer neu zu programmieren.«
»Du solltest ein Buch schreiben!«
»Mache ich!«
»Ich hole mir dann später auch ein Schokoeis, so zwei Stunden nachdem ich meine Pommes gegessen habe. Ohne Ketchup,

richtig? Ist ja Zucker drin, und das geht ja nicht mit der Stärke in den Pommes?«
»Korrekt!«
Wir legen auf, inzwischen ist mein Eisbecher leer. Das iPhone brummt. Nachricht von Sascha. »Wie wäre es mit Schoko-Häagen-Dazs und für mich etwas St.-James-Kaviar vom Perlmuttlöffel? Fischeier sind doch neutral und gehen zu Schokolade, oder? Und wenn wir zwei Stunden warten, kannst du dann etwas Schampus nachgießen.«

Ernährungstrends: Welche wirklich sinnvoll sind und welche Sie knicken können

Fleisch – bio oder konventionell?
Oder: Ein Grillerlebnis

Ein Sommerabend. Ein Garten im Hipsterstall Berlin. Ein zart entflammter Grill. Zwei Paare und vier Kinder, davon drei auf dem Trampolin und eines im Anna-Elsa-Kleidchen und mit Engelsflügeln vor dem Spiegel. Sie alle haben keine Ahnung, dass sie danach nie wieder gemeinsam grillen werden. Das eine Paar sind mein Mann und ich, die nie erkälteten Vitaminschlucker, Ernährungsausprobierer, Alternativensucher und Bio-Nazis. Weil es besser schmeckt, es uns besser geht und alles andere für uns einfach nicht geht. Auf der anderen Seite: mein Freund Carsten und seine Frau Birgit, Convenience-Kauer, Antibiotikabefürworter, Fertigkostfans. Weil sie nicht so viel Geld ins Essen stecken wollen, sie doch nur so oft Grippe haben wie alle anderen auch und ihre Eltern zufällig auch noch Hersteller von Fertigteigwaren sind. Und während die Kohle glimmt, pult Carsten ein Schweinesteak aus dem Plastik, aus dem er auch schon Würstchen gedrückt hat, seine Frau schneidet das Baguette vom Backshop und die geschmacksneutralen Tomaten aus Holland. Auf dem Tisch stehen alle Saucen, die mir buchstäblich Bauchschmerzen bereiten: mit E-Stoffen, mit Geschmacksverstärkern, mit Gluten und Kartoffelstärke in Kombination. Dazu gibt es billigen Weißwein, Mixgetränke und günstige Kippen.

»Jenz, was kann ich dir geben?«, fragt unser Gastgeber, der es nur gut meint.
»Tut mir leid, aber ich esse kein Schwein.«
»Aber für uns kannst du ja mal eine Ausnahme machen.«
»Ich nehm ein Würstchen!«, grätsche ich dazwischen. Und denke an die Schweine, die noch so zucken, wenn man sie aufhängt. Und daran, dass Schweinefleisch dem Menschlichen so ähnlich ist, dass viele Menschen Entzündungen nach dem Genuss bekommen. Und zwar an der Stelle, von der das Fleisch am Schwein stammte. Kein Scherz. Isst man Lende, wächst das Pickelchen am Gesäß. Vom Nacken im Nacken. Vom Rüssel … Sie wissen schon. Nicht umsonst haben in Bayern ja viele etwas viel Nacken. Des kommt vom Schweinsbroatn. Oder den Würschteln. Und immer wenn mein Mann in seiner Heimat ist und dem Leberkäs nicht widerstehen kann, dann kommt er mit ein paar Pickeln vom Schwein wieder in den heimischen Stall zurück. Deshalb die Abneigung. Und da sitzt nun unser Freund, den wir so mögen, und wedelt mit dem Schwein, das auf dem Grill langsam immer kleiner wird, weil so viel Flüssigkeit drinsteckt. Ich habe inzwischen das Würstchen heruntergeschluckt und steige auf Salat und Brot um. Noch während wir essen, merke ich, wie mein Bauch protestiert. Die Sensitivität mag das Backtriebmittel und die Schmierstoffe für die Knetmaschinen mal wieder nicht. Wir beißen uns tapfer durch.
»Bio ist doch auch nur Beschiss!«, stellt Birgit gerade fest. »Wir halten nichts davon. Alles nur überteuert. Da bauen wir lieber den Dachboden aus und verreisen mehr.«
»Mag sein«, sagt mein Mann, »es gibt immer schwarze Schafe. Aber wenn nur die Hälfte weniger belastet ist, habe ich ja schon etwas gewonnen. Mehr Gesundheit. Und oft auch mehr Geschmack. Habt ihr schon mal einen konventionellen Gouda gegessen und danach einen in Bio-Qualität?«

»Ich habe keine Lust, so viel Geld fürs Essen auszugeben. Wer kann das bezahlen?«

Mein Mann antwortet: »Alles eine Frage der Priorität. ›You pay the farmer now – or the doctor later‹, heißt es doch so schön.« So ganz einig werden wir uns bei dem Thema nicht. Trotzdem ist das Beisammensein schön, sobald wir das Thema wechseln. Bis wir aufstehen und uns ins Auto wälzen. Mit Bauchschmerzen.

»Immerhin habt ihr deutsches Schwein gegessen. Das kann ja nicht so arg verseucht gewesen sein«, heißt es zum Abschied. »Und die einen Würstchen waren sogar vom Rind.«

Na dann.

Fleisch vom Discounter, selbst mit wehender Deutschlandfahne drauf, muss nicht aus Deutschland kommen. Ist zwar in Untergartelshausen oder Obergartelshausen geschlachtet worden, aber wo sein Rüssel das Licht der Welt erblickt hat, ist etwas ganz anderes. Und selbst wenn »Kuh« draufsteht, muss nicht Kuh drin sein. Es darf auch gemischt sein. Mit Kühen und Schweinen aus aller Welt. Multikultikuh, sozusagen. Bunter als in Neukölln geht es da unterm Plastik zu. Das liegt daran, dass die Politiker und die Lobby finden, dass man den Ursprung des Fleischs nicht zurückverfolgen kann. Ist offenbar zu flink unterwegs, das Lieblingsfleisch der deutschen Holzkohlefans.

Der Bund für Umwelt- und Naturschutz Deutschland sieht sogar eine »erlaubte Irreführung als Hauptursache dafür, dass sich Verbraucherinnen und Verbraucher am Regal für das Billigste entscheiden. Denn sie können Qualität nicht erkennen.« Da bleibt die Frage: Wieso fühlen mein Mann und ich uns dazu in der Lage? Indem wir das durch den Wolf gedrehte Mischzeug einfach nicht kaufen, sondern an der Theke im Bio-Markt unseres Vertrauens. Kein Schwein natürlich, sondern

Rind. Und eben bio. Ohne Antibiotika, ohne Hormone im Futter, auf ungedüngten Weiden grasend zu hoffentlich schönen Lebzeiten. Weiterer Pluspunkt vom Bio-Fleisch: Es ist definitiv weniger krebserregend. Denn herkömmliche Metzgereien konservieren ihre Würste oft mit Nitritpökelsalz. Und da liegt der Hase im Pfeffer: Denn wird Nitrit zusammen mit Eiweiß erhitzt, können sich krebserregende Nitrosamine bilden. Was man sich alles so einverleibt, wenn man nur mal eine Salami-Pizza verspachtelt. Bei Demeter, Bioland & Co. ist Nitritpökelsalz dagegen verboten. Da wird stattdessen mit Kochsalz, Kräutern und Gewürzen konserviert.

»Hauptsache, es schmeckt!«, würde mein Freund Carsten sagen. Gut. Dann lass uns doch einen Autoreifen grillen, den schön würzen und noch etwas Maggi drübergießen. Das geht auch. Fooddesigner können allem Geschmack entlocken. Ich behaupte, wenn die es drauf anlegen, würden wir auch Küchenpapierpappen gestopft mit Regenwürmern – eine Spezialität meiner Tochter Karlotta, genannt »Gartensushi« – mit Hingabe verspeisen. Auch wenn wir uns danach vermutlich nicht allzu gut fühlen würden.

Im Bio-Fleisch ist mehr Omega-3-Fettsäure enthalten als in konventionellem, außerdem mehr Eisen, Selen und Zink. Und weniger Antibiotika. »Na und? Antibiotika sind doch gut für uns. Werden wir nicht so oft krank«, findet Birgit, die übrigens mal Arzthelferin war. Kein Kommentar. Antibiotika kriegen die armen Convenience-Kühe gegen Euterentzündung. Tagtäglich wird das Zeug dem Futter untergemischt. Und wir essen es mit.

Der Abend im Berliner Garten wird zu einer Nacht mit Olivenöl-Löffeln, Kräutertee und Wärmflaschen. »Nie wieder Billigfleisch! Auch nicht aus Höflichkeit!«, sagt mein Mann gequält lächelnd.

»Nope«, stimme ich ihm zu und nippe an meiner Teetasse.
»Aber einen Vorteil hat Lidl«, stelle ich fest mit dem Blick auf meinen Laptop. »Zwar keine Angaben über die Herkunft, aber immerhin 90 Tage Rückgaberecht, wenn du mit dem Fleisch nicht zufrieden bist. Was die wohl sagen, wenn man es an Tag 89 reklamiert und als Retour zurückschickt?«

Hip-hip-vegan!
Oder: Mama, die Nudeln sind kaputt!

Veganer sprießen ja aus dem Boden wie Unkraut. Und man fragt sich: Sind die jetzt besonders bescheuert oder die Erleuchteten? Angeblich wird ja vegan alles besser: der Teint. Die Lebensfreude. Sogar der Aufenthalt »in der gekachelten Anlage«, wie meine Freundin Kim den Ort nennt, an dem man sich am liebsten alleine aufhält, wird zum Spa-Trip mit Gute-Laune-Garantie.

»Veganer gehen gar nicht. Die sind wie Fahrradfahrer mit Helm«, erklärt mir Sascha, mit übereinandergeschlagenen Beinen und glänzenden Budapestern vor seinem Stadthaus sitzend. Über einem Burger mit Gänsestopfleber und Kaviar-Finish. Eigenkreation.
»Und warum mögen wir Helmträger eigentlich nicht?«, überlege ich laut neben ihm, Pommes essend. Während erste Hamburger Sonnenstrahlen meine Epidermis streifen und etwas antoasten.
»Weil wir Geschmack haben! Veganer sind die Narren der Neuzeit. Man sollte ihnen allen Glöckchen an die Turnschuhe machen!«

Hinter uns dreht sich ein Mann mit Helm und hochgekrempeltem Hosenbein um.
»Kannst den Mund zumachen, Freundchen.« Sascha ist gnadenlos. Ich grinse für zwei. Zur Entschuldigung. Und mime gestisch: So-ist-er-nun-mal-er-meint-es-nicht-so. Der Helmträger tritt in die Pedale.

Veganer, die allen anderen missionarisch ihr Manifest predigen, haben einen seltsamen Beigeschmack. Ich bin kein übertriebener Fleischfan, aber hin und wieder 'ne Frikadelle, Königsberger Klopse oder ein zartes Steak – find ich schon gut. Und ich bilde mir ein: Es bekommt mir auch gut. Müde machen mich eher die Alternativen. Denn im Ersatzfleisch sind häufig so viele verschiedene Kohlenhydrate, dass mir davon ganz flau wird. Die Stiftung Ökotest soll in der einen oder anderen Alternative auch Mineralölverbindungen und Gen-Soja gefunden haben – das ist auch nicht so meins. Dann lieber Geflügelwurst – ach, ist ja auch Fleisch. Entschuldigung.

Und versuchen Sie das mal in der Familie! Ich hatte neulich einen ethischen Anfall. Jede Bratwurst tat mir leid, und mein Mutterherz weinte um jedes Schnitzelkälbchen. Ab sofort wollte ich Fleisch streichen. Zumindest für eine Woche! Außerdem hatte meine Freundin Emilia erzählt, sie sei so viel stärker und fühle sich leichter ohne Fleisch. Mein neues Ich wollte sich auch so selbstbestimmt fühlen. Die Reaktion meiner großen Tochter auf Spaghetti à l'Attila Hildmann war relativ eindeutig: »Mama, die Nudeln sind irgendwie kaputt.« Waren sie nicht. Es waren nur keine. Sondern eben in Kringeln abgeschälte Zucchini in einer Mandelsauce, die mir den Bauch so auftrieb, dass ich danach aussah wie kurz vor der Entbindung. Ich kann mit Mandelsaucen aller Art nicht so gut. Alle anderen Veganer offenbar schon.

Es folgte: das Ersatz-Rührei.
»Mama, das Huhn muss Durchfall gehabt haben. Das Ei sieht aus wie Hasenköttel. Und schmeckt so anders.«
»Nein, das ist ein spezielles Ei. Vom Tofu-Huhn, Hase!«
»Aber das Tofu-Huhn war bestimmt nicht so glücklich wie die Bio-Hühner, von denen du sonst immer erzählst.«
Letzter Versuch: kein Wurstbrot mehr.
»Mama, gibt es mal wieder Salami?«
»Wir wollen auf Fleisch erst einmal verzichten, Puppi!«
»Ja, gut. Dann hol doch mal wieder die Leberwurst von Omi? Und machst du morgen mal wieder Fleischpflanzerl? Oder Leberkäse?« So viel zu den bayerischen Einflüssen meines Mannes. Und so viel zum Thema »Kinder und Fleisch«: »Mama, das sind ja alles tote Tiere vor uns.«
Wir gehen an der Fleischtheke vorbei Richtung Käse.
»Ja, leider, mein Schatz. So ist es nun mal.«
»Das ist so ekelig. Der Mensch ist widerlich. Legt einfach tote Tierscheiben hinter Glas. Mir ist schlecht.«
»Ja. Da hast du leider recht. Der Mensch isst Tiere. Und so ein Stück Fleisch hinter der Theke ist eigentlich tatsächlich widerwärtig.«
»Kann ich ein Würstchen haben?«

»Diese Graslutscher sollen sich mal gehackt legen!« Sascha ist immer noch ganz aufgebracht. »Neulich war ich in Pöseldorf bei meinem bevorzugten Schnitzeldealer. Kommt da tatsächlich einer mit Helm rein und will wissen, was es Veganes auf der Karte gibt! Ich war kurz davor, zu ihm zu gehen und ihn zu fragen, ob ihm sein Kinnriemen vielleicht den Verstand abgeklemmt hat. Ich will da entspannen bei einem schönen Kalbschnitzel, und da kommt der rein und fragt nach Körnerfutter! Das hing bis gestern noch bei mir auf dem Balkon – für die Vögel!«

Ja, offenbar lösen sie Aggressionen in dem einen oder anderen Zeitgenossen aus, die Veganer. Aber es gibt natürlich auch ihn: Attila Hildmann, Veganpapst, Ursprungsmoppel, jetzt Adonis. Seinen Lifestyle verkauft er so gut, dass er inzwischen selber von einem Imperium spricht, er schiebt eine Testosteronwelle vor sich her, dass einem das normale Leben wie Ebbe vorkommt, und sieht so gar nicht nach Liegerad aus. Böse Zungen schimpfen ihn einen Gemüseproleten. Aber nur, weil man sich auf Gemächthöhe im Vierpunktgurt seines Porsches filmt oder beim Geldeinzahlen mit der Anmerkung »get rich or die tryin'« und das Ganze bei Instagram postet, ist man noch lange kein Prolet. Wer lädt schon Fotos von sich beim Lesen von Houellebecq oder beim Museumsbesuch hoch? Und: Auf einen Porsche-Heckspoiler gehört doch auch ein Vorname, damit alle wissen, wer da überholt.

Einer von den blassen B_{12}-Mangel-Veganern, die man sonst im Alltag trifft, ist Attila jedenfalls nicht. Dieser Mann hat vegan mit einem Fingerschnips hip gemacht, und der Erfolg gibt ihm recht. Seine Bücher sind so fett wie er schlank. Hart gebunden. Tolle Fotos. Schönes Layout. Darauf einen Matcha – sein Lieblingsgesöff. Macht tatsächlich unendlich wach. So wach, dass ich dieses Kapitel um 5.30 Uhr schreiben kann und der Sonne beim Aufgehen rüberwinke: »Auch schon da?« Ansonsten hat er mit vielem einfach recht. Verzicht auf Kuhmilch kann nicht schaden, Fleisch nicht ständig finde ich auch gut, aber nie Käse und ein Frühstücksei? Eins von der Sorte, das so perfekt ist, dass es einem fast zuflüstert: »Ich wollte eh kein Huhn werden – iss mich und lächle!« (Was ist eigentlich in diesem Matcha drin?)

Attila weiß eben auch, wie's geht. Sein Credo: neues Körpergefühl, neue Power. Denn: Pasta, Baguette, Pizza und Brot machen müde. Ursprünglich kannte der Mensch das ganze Weißmehlzeug ja ohnehin nicht. Und Fleisch gab's in der Steinzeit nur ganz, ganz selten. Daher wirft der Herr nur Knollen, Beeren, Gemüse und Obst ein, dazu Amarant, Tofu, Hülsenfrüchte und Quinoa. Für die süße Note nimmt er Agavendicksaft. Er verspricht nach 30 Tagen einen neuen Menschen: Man hat eine Haut wie ein Babypopo, will mehr Sex mit seinem neuen erschlankten Körper, schläft besser und kann viel mehr leisten. Meine Theorie: Wer sich als Erwachsener so ernährt wie er, dem geht es tatsächlich besser, weil der Körper nicht ständig mit Gluten und Weizenprotein am Dauerverdauen ist. »Aber der Eisenmangel!«, rufen die ganzen Spezialisten jetzt. Ja, eine ewige Diskussion. Würde ich gleich im Keim ersticken und doppelt vorbeugen. Denn in Quinoa, Hirse, Linsen oder Kürbiskernen steckt theoretisch genug davon drin. Und weil ich immer Angst hätte, nicht genug zu futtern, würde ich gleich Vitamin B_{12}, Zink und Vitamin D (sowieso) als Mikronährstofftablette einwerfen – sicher ist sicher. Das sagen auch Experten und die DGE, die Deutsche Gesellschaft für Ernährung e.V.

Aber meine vegane Phase geht sowieso relativ fix zu Ende: Das Ganze hat bei mir nämlich den Haken, dass ich die Kombis auch vertragen muss. Ich kann Agavendicksaft, Mandelmus, Sojajoghurt und jodiertes Salz nicht ab. Es sei denn, ich habe wieder Lust auf Umstandsmode. Wobei mir die Gerichte aus Attilas Büchern tendenziell ganz gut schmecken. Zumindest beim ersten Mal. Nur ein zweites Mal haben wir nicht in Erwägung gezogen, vermutlich auch wegen des bereits erwähnten Hakens Nummer zwei: den Kindern. Die müssten dann praktisch von Geburt an die Zucchinistreifen als Spaghetti verkauft bekommen – dann funktioniert das bestimmt. Und mit Dehydrator, Vitamix-Mixer und Gemüse-Pasta-Schneider aufwachsen. Dennoch: Ich finde Hildmann immer noch inspirierend und vegane Ausflüge toll. Und alle meine Freundinnen haben irgendwo die von ihm empfohlene Zucchini-Pasta-Schneidepresse im Küchenschrank herumstehen. Jede hat sie genau einmal benutzt. Oder wie meine Freundin Kristina neulich sagte: »Ja, das war toll. Aber ich bin durch mit den Zucchininudeln. Jetzt bitte wieder die echten.«

»Es gibt sie bestimmt doch, die coolen Veganer!«, überlege ich laut über meinem Matcha am Telefon.
Sascha protestiert sofort: »Ma chère, das kann ich jetzt nicht bestätigen! Und halt dich fest: Die brauchen immer eine Extrawurst – es gibt sogar vegane Kreuzfahrten für diese Randgruppe!« Sascha schickt mir einen Link mit einem entsetzten Smiley.
»Du Google-Masochist! Warum tust du dir das denn an?«
»Ist mir ein Rätsel. Denke, du hast zu viel davon geredet.«
Sascha rollt gerade im Defender durch Eppendorf, auf dem Weg zu einem Dreh mit Adeligs, und versucht, eine Dose »Kaviar to go« zu öffnen.
»Wenn ich nicht aufpasse, sitze ich hier gleich auf 'nem Kaviarpolster. Wenn mir beim Löffeln gleich die Dose auf den Sitz auskippt.«
»Igitt. Dann fahre ich nicht mehr mit.«
»Na gut. Ich muss ohnehin mal eine Pause von dem Zeug einlegen. Überlege sowieso, ob ich in der Fastenzeit auf alles verzichte: veganes Essen, Lehrer, Liegeräder und Hirsebrei. Bist du dabei?«

Der Fleischfan und der V-egg-aner
Oder: Wenn »Tierfriedhof« und »Graslutscher« aufeinandertreffen

»Anna! Wusstest du, dass es tatsächlich Vegganer gibt – mit Doppel-g?« Meine Freundin Annette, 37, alleinerziehend, Unternehmerin, vom ersten Tag an meine Lieblingsmama in unserer Grundschule, wartet neben mir am Schuleingang und grinst.
»Äh, was soll das denn sein?«
»Mein neuer Nachbar Tommy. Der ist Vegganer. So ein großer dunkelhaariger Typ. Etwas dünn, nicht ganz hässlich. Nicht mein Typ, aber auch nicht hoffnungslos. Mitte 30. Single. Ingenieur, glaube ich. Typ Keanu Reeves für Arme, also sehr Arme. Der isst nur vegan – bis auf Eier. Die gönnt er sich. Deshalb klassifiziert er sich als V-egg-aner.«
»Ah ja. Der wohnt aber nicht neben sexy Klaus?«, frage ich.
»Doch!« Wir prusten los. Denn diese Kombi ist nicht leicht zu verdauen: Klaus ist überzeugter Fleischesser, Biervertreter, Opel-Omega-Fahrer, Raucher, klein und glatzköpfig mit Anfang-50er-Wampe. Und er ist seit geraumer Weile scharf auf Annette. Dafür ist ihm jedes Mittel recht: Er erzählt ausführlich von seinen Sexabenteuern, zeigt ihr sexy Fotos der ein oder anderen Verflossenen, die ihm natürlich alle hinterherweinen, und wird nicht müde zu betonen, dass Annette ja eigentlich die Eine wäre. Wenn sie das denn mal erkennen würde. Gut, dass Annette 15 Jahre jünger ist als er, spielt dabei keine Rolle. Und wenn sie dann ganz trocken zu ihm sagt: »Du, es ist echt toll, dich als Nachbarn und Freund zu haben. Stört es dich eigentlich nicht, dass du so klein bist?«, hat Klaus auch immer die passende Antwort: »Dafür habe ich einen überdimensional großen …«

Als Annette die Story das erste Mal erzählte, habe ich an dieser Stelle laut losgelacht, aber dann fuhr sie fort: »... Selbstwert entwickelt.«

Wenn Annette, brünetter Zopf, meerwasserblaue Augen, elegante Haltung, immer perfekt geschminkt, morgens ihren Kaffee auf ihrer Terrasse trinkt – Sie wissen schon, dieser Kaffee, wenn die Schulbrote geschmiert sind, alle in die Schule losgejoggt sind, der vergessene Turnbeutel schon geholt wurde und der Stresspegel mit der Uhr im Rücken langsam, langsam nach unten abfällt –, dann räuspert sich Klaus auf dem Balkon über ihr. Oder erzählt lautstark einer fiktiven Person am Telefon vom amourösen Abenteuer der letzten Nacht. Nur, dass Annette davon ja schon längst weiß. Denn wenn sexy Klaus und seine jeweilige Loverin loslegen, klingt es oft, als würde oben jemand auf ein Meerschweinchen treten, das im Anschluss immer an die Wand geklatscht wird. Eigentlich ist er ja ein heimlicher Christian Grey. Aber das weiß niemand außer ihm, nehmen wir an.

»Also, Moment, der Typ wohnt jetzt neben Klaus? Fleisch-Klaus?«
»Ja. Das ist schon echt harte Kost. Neulich haben sie sich im Flur bepöbelt. Kein Witz.«
»Wieso das? Man spricht ja im Flur eigentlich nicht mit dem Nachbarn seinen Wocheneinkauf durch, oder? Oder hat Klaus gefragt: ›Und, was gibt's bei dir am Dienstag? Auch Jägerschnitzel in Rahmsauce?‹, und der Vegganer ist tot umgefallen? Oder hat nur noch nach veganen Senfeiern gejapst?«
Annette lacht und muss fast heulen: »Klaus hatte alles dabei: Würstchen, Putenschnitzel, Steak, etwas Leber. Das war Tommy zu viel. Der war schon beim Anblick stinksauer. Und dann ist Klaus wohl zu allem Überfluss etwas Leber aus dem Korb gefallen.«

»Nein! Und dann?« Ich bin tatsächlich entsetzt.
»Tommy ist eigentlich immer so blass wie die Wand im Treppenhaus, aber da ist er rot angelaufen und hat zu Klaus gesagt: ›Du denkst auch nicht weiter als bis zur nächsten Treppenstufe, was? Du wirst dafür sorgen, dass die nächsten Generationen nicht mehr auf diesem Planeten leben können. Weil all die Rinder, die du essen musst, die Erde kaputt furzen. So sieht's mal aus! Angst vor Brokkoli, oder was?‹ Klaus hat so verständnisvoll geguckt wie ein Ferkel vor der Schlachtbank: ›Ganz ehrlich, Hopsi, ich brauche Fleisch. Ich bin ein Mann. Ich habe noch einiges vor und brauche Kraft. Wenn du lieber weibisch auf Tofu-Wurst herumkauen willst, okay, aber lass mich in Ruhe.‹ Und darauf Tommy: ›Wenn wir so weitermachen, sterben wir aus. Nur damit du dich männlich fühlen kannst? Sorry. Aber ich esse mit Überzeugung. Nur Eier sind eine Ausnahme.‹ Dann wieder Klaus: ›Aha. Ich brate mir jetzt ein Holzfällersteak und habe dann Damenbesuch. Guten Abend.‹«
Annette und ich lachen Tränen. Da kommen die Kinder aus der Schule und gucken uns an, als wären wir die Kinder, die abgeholt werden müssten.
Zu Hause angekommen, schiebe ich eine Low-Carb-Kohl-Lasagne mit veganem Hack-Ersatz in den Ofen. Wir sind nämlich immer noch mitten in unserer veganen Woche, sehr zu Karlottas Missfallen.
Da klingelt das Telefon. Annette ist dran.
»Anna! Du glaubst nicht, was hier los ist! Tommy hat wohl doch eine Freundin. Zumindest hat er ganz viel veganes Sexspielzeug bestellt.«
»So was gibt's?«
»Ja! Und wer hat's angenommen, weil er nicht da ist!?«
»Ich komme vorbei!«
Zehn Minuten später sitzen Baby Theresa und ich inmitten von Kondomen ohne Milchproteine, zwei nicht toxischen Glas-

dildos, Juteseilen und Fahrradschlauchpeitschen. Alles weichmacherfrei. Dummerweise hat Annettes pubertierender Sohn nämlich auch ein bisschen im Netz bestellt, Klamotten angeblich, und nicht auf den Adressaten geguckt. Kam dann mit einem Glasdildo in die Küche und schaute seine Mutter an, als wollte er sagen: »Echt jetzt, Mama?«

Wir gackern wie die Hühner. »Was passiert eigentlich, wenn er eine fleischessende Frau datet?«, überlege ich laut. Annette kennt sich aus: »Das machen eingefleischte – äh – überzeugte Veganer nicht. Habe ich neulich erst gelesen. Die sehen in jedem Fleischesser einen ›Friedhof für Tiere‹. Der Körper besteht ja nur aus den Körpern anderer, die für seine Nahrung sterben mussten. Das ist wie wenn einer heftig sächselt – einfach vorbei.«

In dem Moment steht Klaus in Annettes Wohnzimmer, über die Terrassentür eingeflogen. »Nee, jetzt echt? Der Veggie von oben bestellt im veganen Sexshop?« Er schüttet sich aus vor Lachen, kann gar nicht mehr aufhören. »Was rufen die Frauen bei dem? ›Du geiles Tier‹ geht ja nicht! ›Du geiler Graslutscher‹?« Bis Annette sagt: »Gut, das hätten wir dann hinter uns, die Lachnummer und so. Und wie gebe ich ihm das? Äh, sorry, habe mir dein Spielzeug mal angesehen?«

»Das ist sein Problem. Nicht deins.« Klaus hat da eine ganz klare Meinung. »Ich habe übrigens heute Abend ein Date. Kann laut werden. Soll ich dir und den Kindern Ohrenstöpsel besorgen?«

»Danke. Nein.« Annette rollt mit den Augen in meine Richtung. Ich kann nur schulterzuckend grinsen. Mehr geht einfach nicht. Still und leise habe ich ja die Theorie, dass da niemand kommt. In jeder Hinsicht. Und dass Klaus oben alleine auf seinem Bett herumhopst, damit Annette klar wird, was für ein heißer Typ er ist. Spitzenstrategie. Vielleicht irre ich mich auch, und er ist der Justin Bieber unter den 50-plus-Ladys. Wer weiß.

»Ich klebe das Päckchen vorsichtig wieder zu und stelle es ihm einfach vor die Tür«, erklärt Annette mit einer Fahrradschlauchpeitsche in der Hand.

Zu Hause duftet mir die Lasagne entgegen. Karlotta sitzt bereits hungrig am Tisch, um dann enttäuscht festzustellen: »Da fehlen die Nudeln, Mama.« Aber schmecken tut's ihr dann doch. Dass das Hack kein echtes Hack ist, merkt sie gar nicht. Fleisch im Veganpelz sozusagen.
Meine beiden Mädels spielen gerade Fangen um den Küchentisch, als Annette mich anmorst. Eine Sprachnachricht per WhatsApp: »Du, hier ist der Teufel los! Ich habe Tommy gerade sein Päckchen vor die Tür gelegt, da kam er mir entgegen und wollte wissen, was ich ihm da hochgebracht habe. Ich meinte nur: ›Habe dein Spielzeug angenommen.‹ Und dann ist er wieder rot geworden, nachdem er sich das näher angeschaut hat. Und hat sofort bei Klaus geklingelt und wollte den beschimpfen. Denn anscheinend hat er das nie bestellt. Na ja. Klaus kam auch irgendwann an die Tür. In einem Lederoutfit. So was habe ich noch nie gesehen. Sah ein bisschen aus wie bei Borat. Oder Thomas Gottschalk, als der mal für eine Wette baden gehen musste. Glaube, das nennt man Stretch Bodysuit oder Mankini. Und Tommy hat gebrüllt: ›Du bist echt so primitiv, du Tierfriedhof! Nur weil du nicht bei Annette landen kannst, schön den Grashopser blamieren wollen? Du bist echt das Letzte. Nicht nur für den Planeten, sondern auch als Nachbar.‹ Und dann ist Klaus kurz in die Küche gegangen, hat ihm ein rohes Ei in die Hand gedrückt, es zerdrückt und gesagt, während der Dotter auf Tommys Turnschuhe ohne tierische Klebstoffe getropft ist: ›Hier, das darfst du doch, du Schmusi! Guten Appetit. Ich fröne jetzt der Fleischeslust. Und keine Angst, dabei stirbt kein Tier. Und was Annette angeht: Die erkennt schon noch, was sie an mir hat!‹ Ich habe Tommy dann

auf einen Rotwein eingeladen. Leider war der aber durch Casein geklärt und kam nicht infrage. Jetzt trinke ich den allein mit meinen Ohrenstöpseln. Schönen Abend!«

Was können eigentlich superteure Superfoods?
Oder: Warum ihre regionalen Geschwister ihnen locker das Wasser reichen

»Mama, ich gehe mit Opa in die Rappelkiste. Die schließen, und es gibt auf alles 20 Prozent.« Meine große Tochter hüpft die Treppe runter und greift sich ihre Jacke. Die Rappelkiste ist Karlottas bevorzugter Spielwarenladen. Ähnlich wie für Männer die TV-Abteilung bei Saturn oder für mich das Closed-Outlet. Jetzt schließt die Rappelkiste für immer ihre Spielpforten, und alles muss raus.
»Hast du dein Sparschwein geschlachtet?«
»Ja!«
»Und? Wie viel ist drin? Sollen wir zusammen mal zählen? Da kommst du ja manchmal noch durcheinander.«
»Hab ich schon«, erklärt mein kleines Schulkind voller Stolz und sehr selbstbewusst. »42 Cent.«
»Ah ja … Aber nicht den ganzen Laden leer kaufen.«
»Mal gucken, bis später.« Weg ist sie.
Opa stockt sowieso auf. Mit 42 Cent erreicht man heute ja gar nichts mehr. Dafür darf man nicht mal eine Toilette an der Autobahnraststätte benutzen. Traurig, aber wahr. Eigentlich ein Irrsinn. Früher gab es für 5 Pfennig immerhin noch ein Esspapier beim Dorfbäcker. Heute kann man mit 42 Cent nicht mal eine *Bild*-Zeitung durchglotzen. (Oder liest die etwa einer?) Im Zeitalter der Superfoods. Die ja alles können, nur

günstig eben nicht. Eher: supergut, superteuer. Böse Zungen behaupten ja sogar, die seien so überflüssig wie die Kunstwimpern an der Bachelorette-Kandidatin zur *RTL*-Primetime. Hilft auch nicht mehr bei Janine-Celine-Nadine.

Das Problem an der Sache ist aber auch: Für fast lau gibt es nur noch gentechnisch verändert, nährstoffarm und gepanscht. Energie auf Teflonniveau. Wie Eierkuchenteig in der Flasche zum Flüssigschütteln. Neulich war ich mit meiner Freundin Julia zum Lunch beim Chinesen. Etwas Kraftloseres als die arme Ente dort habe ich schon ewig nicht mehr gegessen. Ich glaube, die war schon ein Zombie vor der Schlachtung, weil so unterversorgt. Sogar Karlotta mochte sie nicht runterwürgen – da half nicht mal mehr die Täuschung der Geschmacksnerven mit »süßsauer«. Der Reis erinnerte mich an das Füllmaterial, das man in diese Mini-Tütchen für Textilien hätte packen können. »Don't eat« kann ein sinnvoller Hinweis sein.

Leider bin ich ja immer etwas haltlos, wenn es um Ernährungstrends und Textilien geht – ich würde sogar beides als mein Hobby bezeichnen. Ich gebe also zu: Ich habe sie alle gekauft! Chia-Samen. Açai-Pulver. Chlorella-Spirulina-Pulver. Madonnas Goji-Beeren. Matcha-Tee. Amarant. Weizengraspulver. Können Sie noch? Ja, ich war wie Janine-Celine-Nadine in der Kunstwimpern-Abteilung unterwegs. Und wäre ich danach Superwoman gewesen, ich wäre auch dabei geblieben. Ich war aber immer noch ich. Was meinen Mann zum Glück nicht so gestört hat. Aber vielleicht ist meine Innensanierung auch schon auf einem ganz guten Level und ich merke deshalb nicht so viel. In dem Fall ist der größte Unterschied dann vielmehr das Weglassen. Merke ich sofort. Neulich hatten mein Mann und ich zum Beispiel ein kinderfreies Wochenende und einen akuten Weizenanfall: Es gab warme Croissants vom Bio-Bäcker statt Smoothie zum Frühstück. Wir mussten ja kein gutes Vorbild sein für zwei Tage! Und wir hatten einfach mal Lust drauf. Schwach waren wir. Und voller Vorfreude. Und außerdem duftete es so gut beim Bäcker. Wir gönnten uns das. Danach fielen wir in eine Art Trägheitskoma. Mein Mann schlief beim Lesen auf dem Sofa ein, und ich räumte so umständlich den Tisch ab, als wäre ich ein Rentner mit Hut auf Sonntagsausflug. Erst ein Apfelessig ließ uns aus dem Dornweizchenschlaf erwachen. Aber zu diesem echten Superfood später mehr.

Zurück zu den superteuren Superfoods. »Anna, ich finde es super, dass du das alles ausprobierst. Aber hast du dich mal mit den Alternativen beschäftigt?« Ich stehe in der Küche meiner Lieblingsnachbarin Hanne, 81, Nährstoff-Junkie, topfit und faltenfrei. Sie backt ihr berühmtes Hanne-Brot, nach dem wir alle so verrückt sind, dass wir es schon an Trump vorbei nach New York geschmuggelt haben.
»An was denkst du da?«, frage ich.
»Es gibt für vieles eine regionale Variante. Es muss nicht alles teuer eingeflogen werden. Und bei einigen Superfoods reichen die Mengen auch gar nicht, die wir essen müssten, um einen so positiven Effekt zu haben.« Damit hat sie tatsächlich recht. Sie grinst und schiebt ihr Brot wieder in den Ofen. Erwähnte ich es schon? Ich liebe Hanne!
Außerdem muss ich an den letzten Smoothie denken, den ich gekauft und nicht selbst gemacht hatte. »Drei bis fünf Spinatblätter« stand hinten auf der Flasche. Wenn ich selber einen mache, sind das vermutlich eher 200. Und der Rest von dem gekauften Smoothie ist nur Banane und Apfelmark, sprich Fruchtzucker pur. Das kann's ja nicht sein. Da verdient nur jemand super an mir. Schließlich sollten im Superfood ja mehr Mineralstoffe und Vitamine drinstecken als gewöhnlich. Also lege ich los und leseleselese.
Müssen es tatsächlich weit gereiste Chia-Samen sein, deren

CO_2-Bilanz sündiger ist als meine Bonusmeilen nach drei Jahren Bühnen-Moderation? Oder gibt es auch etwas »vom Bauern umme Ecke«, das auch mit so vielen guten Fettsäuren protzen kann? Ich stelle fest: Omas guter alter Leinsamen ist ähnlich fesch. Nur gefühlt sehr 90er. Geht Hand in Hand mit »All That She Wants« von Ace of Base und Whigfields »Saturday Night … dadidadidadada«. Aber wen stört's? Der einzige Unterschied: Man kann sie nicht so lange lagern. Aber wer lagert schon Tonnen von Leinsamen? Selbst wenn die Mutti mit der Raute und ihre Bundesregierung bitten, auf Vorrat einzukaufen, dann gehören Leinsamen wohl kaum zu den Grundnahrungsmitteln. Selbst wenn sie so lecker quellen und dann satt machen können. Meine Kinder würden auf die Barrikaden gehen!

Açai- und Goji-Beeren, gerne auch getrocknet, sollen ja der Anti-Aging-Knaller sein. Wer die futtert, sieht dann aus wie Madonna – wenn man das denn will –, nur ohne Gymnastikanzug. Aber Heidel-, Johannis- oder Brombeeren sind auch Helden des Anti-Agings, und noch dazu heimische! Zum Glück. Ich hatte mir neulich in einem Anflug von »Ich mach's wie die Stars« getrocknete Goji-Beeren gekauft. Selten bin ich so zufrieden und lässig kauend ins Auto gestiegen, um dann doppelt so schnell wieder rauszuspringen und den Beerenmatsch der Natur, genauer gesagt einem Gebüsch zurückzugeben. Das kann man doch nicht essen! Wieder mal Verständnis für Guy Ritchie. Kein Mann sollte mit jemandem verheiratet sein, der so etwas isst, um sich länger zu konservieren. Dann doch lieber sexy verwelkt mit einem Glas Rotwein. Noch besser: fit dank Heidelbeeren, wenn die Saison haben. Die sind auch entzündungshemmend, antioxidativ und beerifizierte Immunpower. Und man kann sie zur Not auch beim Nachbarn klauen, wenn man seine Kinder losschickt. Da sparen wir gleich doppelt, Mädels! Und apropos immun: Wer kennt noch den guten alten

Meerrettich? Der wird unter Kennern richtig gefeiert, jagt jede Erkältung zum Teufel. Seine Senföle sind nämlich so was wie ein pflanzliches Antibiotikum.

Matcha-Tee ist ja auch in aller Munde! Ich finde den auch super. Aber dass meine alleinerziehenden Freundinnen den zu teuer finden, kann ich auch gut verstehen. Grüner Tee ist im Verhältnis erschwinglicher und enthält übrigens auch das Antioxidans EGCG, das Krebs vorbeugen soll. Und als Kariesschutz sind auch beide auf gleichem Level unterwegs. Und wo wir gerade bei den Antioxidantien sind, die ja immer mit ewiger Jugendlichkeit Hand in Hand gehen: Die Japaner schmieren sich ja immer ihr abgekochtes Reiswasser ins Gesicht. Nichts anderes ist in Shiseido drin. Ich hab's ausprobiert! Neulich gab's Gemüse in Kokosmilch und Reis dazu. Das Wasser habe ich abgegossen und dann auf Gesicht und Wangen aufgetragen. Fühlte mich zwar etwas komisch, da ich das gleich über der Spüle in der Küche beim Abwasch gemacht habe. Da konnte ich gleich noch Zeit sparen, bevor ich alle ins Bett geschaukelt habe. Aber was soll ich sagen? Geruch: na ja, Reiswasser halt. Ansonsten hatte ich aber ein tolles Hautgefühl! Keine Spannungen mehr, und die Haut war glatt wie der Babypopo unserer Jüngsten. Die Japanerinnen haben's drauf, wenn Sie mich fragen! Zu blöd, dass die angefangen haben Gluten-, Milch- und Bierkonsum von uns zu übernehmen. In jedem Fall: Reiswasser, ein Superbeautyfood von außen. Hand hoch, wer es immer wegkippt? Dachte ich mir.

Weil die so hip sind, habe ich keinen Ersatz für Algen, Chlorella, Spirulina & Co. gefunden. Wenn sie keine Schwermetalle und Pestizide in einem offenen Mafia-Becken gefiltert haben, sind sie fantastisch. Oder wollte irgendwer lieber weiterhin diese grässlichen Eisentabletten schlucken? Oder ohne B_{12}-Ner-

vennahrung Kinder in die Schule fahren, während die zweite Reihe schon vollgeparkt ist, Helikopterfreunde?
Apropos: Die meisten Mütter kämpfen ja immer mit Augenringen. Mein Lieblingsthema. Denn, um das mal wie die Instagram-Tanten auszudrücken: Some bags are not Chanel. Ich habe jegliche Anti-Augenringe-Cremes durch: die, die jeder hat, die ganz teuren, bei denen die EC-Karte glüht, die günstigen aus der Drogerie und die aus dem Reformhaus. Mein Fazit lautet: alles Schmu. Was am besten hilft, ist der gute alte Sellerie – als Smoothie-Zutat jeden Morgen. Denn der entgiftet und entwässert, und das sieht man besonders an der Augenpartie. Supersellerie nennt man ihn auch. Mit dem habe ich neulich sogar meine Kosmetikerin infiziert.
Sie: »Was tun Sie denn gegen Falten und Augenringe?«
Ich: »Smoothie trinken. Sellerie ist der Knaller bei dunklen Ringen. Und für mehr Spannkraft nehme ich Kokosnusswasser und Grünkohl. Gegen Falten? Olivenblätterextrakt!«
»Eigentlich wollte ich Ihnen gerade eine teure Creme empfehlen, aber ich glaube, ich lasse das mal und gehe gleich in der Gemüseabteilung einkaufen.«
Sollte ich noch erwähnen, dass sie wesentlich besser aussah, als ich sie das nächste Mal traf? »Ab sofort investiere ich in neue Küchengeräte und die Gemüseabteilung und nicht mehr in meinen Chef!«, sprach sie und lachte.
Und wer es noch besser machen will: dazu am besten noch etwas Gurke, heimisches Superfood. Verhindert Wassereinlagerungen, bringt den pH-Wert ins Gleichgewicht und macht eine schlanke Taille.

Auch superhip und Horror für den schmaleren Geldbeutel: Weizengras. Das enthält neben Vitamin C und E, Calcium, Eisen und Magnesium viel Chlorophyll. »Ja, klingt schon ganz schön unschlagbar. Ist es auch fast«, erklärt mir Hanne, während sie ihr Brot begutachtet und ein paar Brokkoli-Kapseln einwirft. »Aber Chlorophyll gibt's auch in Grünkohl und Brokkoli!« Ersteren haue ich immerhin täglich in unseren morgendlichen Smoothie. Zweiterer ist zugegeben zwar etwas fad im Mund, aber mit Käse überbacken oder in Gorgonzola-Sauce gar nicht so übel. Ihnen ist der Bio-Gorgonzola immer noch zu teuer? Na dann. Man kann sich auch kaputt sparen. Ein paar Cent sollten wir für unsere Gesundheit und Schönheit schon springen lassen. Opa kann nicht bei uns allen aufstocken.

PS: Super Schlaf ist auch so was wie ein Superfood. Gute Nacht!

Alleskönner Avocado
Oder: Die Macht der guten Fette

Ja, hier kriegt jeder sein Fett weg. Gilt auch für die Avocado. Aber keine Sorge: sind die guten Fette, die ungesättigten. Die, die nicht dick machen, sondern alles schön, sprich Falten glätten, Entzündungen ausmerzen, das Blut verdünnen, den Cholesterinspiegel regulieren, die Nerven auf Drahtseilniveau spannen. Sie merken schon: Dieses Früchtchen hat's echt drauf – bis auf seinen miesen ökologischen Fußabdruck, aber der ist heute mal nicht Thema. Sogar mein 75-jähriger Vater, Schulmediziner, Orthopäde, nur Interesse an Knochen, nicht an Ernährung, stellte neulich fest: »Anna, Fette sollen besser als Zucker sein, hab ich gelesen. Man soll mehr davon essen, von den guten natürlich.«
Die fettige Avocado ist quasi der Chuck Norris unter den Beeren. (Ja, die Avocado ist aus botanischer Sicht eine Beere.) Sie

wissen schon: der Typ, der alles kann, der Zwiebeln zum Weinen bringt, Messer mit einem Brot schneidet und Hühner pellt, wenn er ein Frühstücksei essen will. Der in den 80ern sein Knoppers schon um 9 Uhr aß und der es heute vermutlich so lange anstarren würde, bis es sich von selbst politisch korrekt in Bio-Qualität mit Avocado- statt Schoko-Weizenschicht verwandelt.

Die Avocado liegt also nach wie vor total im Trend. Sie ist ein bisschen wie Iris Berben, Jeans oder Chucks: geht immer, kommt einfach nicht in die Jahre und ist nach wie vor Kult. Hater hat sie nicht – im Gegenteil, alle Ernährungsexperten schwören auf sie.

Und cremig-geschmeidig, wie sie ist, hilft sie auch noch dabei, andere Vitamine besser aufzuspalten. Am besten schmeißt man also die Avocado in alles rein: in den Salat, ins Omelett, in den Smoothie, in die Roulade, in die Mousse au Chocolat.

»Was machst du gerade?«, fragt mich meine Freundin Julia am Telefon, während ich vor dem Mixer stehe.

»Ein Dessert, das wie Mousse au Chocolat schmeckt, aber ohne Zucker und ohne Eier gemacht wird.«

»Das geht doch gar nicht«, lacht Julia am anderen Ende des iPhones.

»Doch, das geht. In Hollywood essen die das ja auch, wenn sie Heißhunger auf Süßes haben.«

Ich bin wild entschlossen, mich schön, glatt und gesund zu essen mit meinem Nachtisch. Was die Stars können, kann ich auch. Mal davon abgesehen, dass bei denen auch noch ein paar Chirurgen, Hyaluronhansel und Spandex-Höschen nachhelfen. Die letzten Nächte waren kurz – dann muss ich mich eben so dopen. Zucker macht ja nur krank und hässlich, Zeit für Alternativen. Die Avocado wandert in den Mixer, dazu gesellen sich Honig, Vanilleextrakt, Kokosmilch – soll ja schließlich hormonfrei sein, die kleine Köstlichkeit –, Kakaopulver, stark entölt, und etwas Crushed Ice. Es kracht und knallt, und dann habe ich fast eine Masse, die jetzt erst mal in den Kühlschrank muss.

»Warum der ganze Quatsch?«, fragt mich Sascha am Telefon, während ich später die eingetrockneten Moussespritzer von der Wand kratze – der Deckel vom Mixer war nicht ganz fest. (Wieso passiert das eigentlich immer nur mir?) »Das ist wie wenn die auf der Autobahn Schilder aufstellen, auf denen ›Spurenaddition‹ steht statt ›Fahrbahnverengung‹. Nimm immer das, was man versteht. Mousse au Chocolat kennt jeder. Da weiß man, was man hat. Warum das Ganze mit einer Avocado nachahmen?«
»Um gesund zu bleiben? Um sich fit zu essen? Um sich im Verzicht eine Runde zu betrügen – mit Spaß?«
»Du meinst, das ist so wie E-Zigarette rauchen?«
»Ein bisschen?«
»Igitt. Die sollen doch viel ungesünder sein!«
Niemand glaubt offenbar an mein Dessert. Ich bin wohl mehr Hollywood als meine Freunde. Trotz Kindern, Staubsaugersucht und Landeiaffinität. Ich bin eben doch etwas mehr Roter Teppich, zumindest aus kulinarischer Sicht.
Nach einer Stunde öffne ich den Kühlschrank. Meine Ersatz-Mousse sieht super aus, was die Konsistenz angeht. Und sie schmeckt großartig! Ich bin restlos begeistert. Auch der dritte und vierte Löffel sind ein Gedicht. Es fehlt nur etwas: so ein Hauch von Schokolade. Ich fange ungünstigerweise an, an echte Mousse au Chocolat zu denken. Der nächste Löffel baut schon ein wenig ab. Der übernächste ist beinahe geschmacksneutral. Na ja. Es ist halt eine kalte, aufgemotzte Avocado. Doch dann kommt mir eine Idee … Zehn Minuten später klingelt das Telefon: »Und? Liegt es im Müll, dein Dessert?«, will Julia auf den neuesten Stand gebracht werden.

»Nein, wie kommst du denn darauf? Ich genieße die letzten Löffel. Morgen habe ich eine Stirn wie J.Lo nach dem Beauty-Doc!«

»Schmeckt es denn?«

Ich schiebe gerade noch einen Löffel nach.

»Hallo? Bist du noch da? Ist das geschmacklich echt eine Alternative?«

»Ja! Und wie! Besonders mit Bitterschokolade-Streuseln!«

Phenol-Power – die Kraft der sekundären Pflanzenstoffe
Oder: Sellerie statt Augencreme

Ich bin es so leid. Echt. Warum ist alles so kompliziert geworden? Ich will mich wirklich nicht selbst optimieren, nicht jünger sein, als ich bin, ich finde mich großartig mit Mitte 30. (Oder ist 37 schon Ende 30? Egal.) Ich bin verdammt in Ordnung. Alles, was ich anstrebe, ist, mich fit zu fühlen. Mein oberstes Ziel ist, nicht müde zu sein und – fast genauso wichtig – nicht so auszusehen. Nicht abgekämpft. Nicht so, als wäre der Alltag mein übermächtiger Sparringspartner. Kennen wir doch alle, oder? Nicht so, als würde ich manchmal mit Ratlosigkeitsfalten vor den Hausaufgaben der Großen sitzen, um dann wieder auf Knien über den Boden zu robben und den eingespeichelten Dinkel-Knusper-Stängli-Brei der Kleinen aufzupicken. Eher so: wie nach dem Waldspaziergang am Morgen nach der ersten durchgeknutschten Nacht mit meinem Mann, als der noch nicht mein Mann war. Okay, vielleicht reicht auch der Waldspaziergang. Meine jetzt elf Monate alte Schlafentzugverursacherin zwinkert mich an.

Alles fängt mit den Entzündungen an. Also mit ganz kleinen Strohfeuern im Körper. Die breiten sich aus, wenn man sie nicht austritt, und schon werden wir krank, sind schwach, werden müde und faltig. Das passiert schleichend und geräuschlos. Und was hilft jetzt gegen die erste Glut der Entzündungsherde? Zum Beispiel Polyphenole! Im Prinzip die Bio-Gesundheitspolizei aller Pflanzen. Ihr Job ist es, Lockstoff für Insekten zu produzieren und Schutz vor Schädlingen zu stellen. Ein Beispiel: Die äußeren Schichten und Schalen von Äpfeln und Trauben. Esse ich beides gern, nur läuft man Gefahr, sich bei Bio-Ware Würmer einzuhandeln, wenn man nicht stundenlang alles schrubbt. Kauft man konventionell, gibt's noch eine Dosis Chemie gratis dazu, die dann neues Unheil anrichtet, weil sie wieder Entzündungen entfacht.

»Dann iss doch Fisch, da hast du dann Omega-3-Fettsäuren!«, könnte man jetzt einwerfen. Ja, stimmt. Aber dann muss ich ja das ganze Plastik wieder ausschwemmen, das die Fische im Meer fressen. Das Plastik, das wir Menschen dort clevererweise entsorgt haben und das, zu Kleinstpartikeln zerrieben, als Fischfutter fungiert. Das dann wieder schön auf unserem Teller landet. Das ist mindestens ein Halbtagsjob. Vielleicht doch auf Chia-Samen ausweichen? Aber dann kann man auch gleich Leinsamen essen. Die sind nicht ganz so hip und haben eher dieses Verstopfungsimage als den Frischehauch des Superfoods, sind aber auch voller guter Fettsäuren und helfen gegen Entzündungen.

»Annaaa!«, ruft meine Lieblingscousine Britta aus Kanada – ihre Mutter ist kurz nach dem Krieg ausgewandert – via Facetime und deutet auf meine Möhren, die ich gerade vor mich hin mümmele. Da sind nämlich Carotinoide drin, auch sekundäre Pflanzenstoffe, also Phenole: »There is something in everything. You better stop. Try Botox like everybody else.«

Britta ist nur fünf Jahre älter als ich, aber jenseits des Atlantiks

weht ein ganz anderer Beauty-Wind. Sie hat Botox allerdings auch so nötig wie Ötzi das neue iPhone: gar nicht.
Sie hat drei Kinder, eine Nanny, eine Haushaltshilfe, arbeitet halbtags als Investmentberaterin und gibt freitagabends große Shabbat Dinners mit ihrer jüdischen Familie, die sie sich beim Konvertieren zugelegt hat.
Britta erklärt mir immer genau, wie's geht: »But make sure to go regularly when you do Botox. There is no trying. Or your skin in your face goes down to your knees.«
Meine Cousine hat einen fabelhaften Humor. Lachend beenden wir unsere Facetime-Session.
Brittas Antwort auf mein Gejammer bezüglich der Schlaflos-Stirnfalten ist simpel: »Welcome to having kids in your 40s!« Dabei habe ich ja noch drei endlos lange Jahre vor mir, bevor ich die magische Vier vorne erreiche. Aber was bringt Cremen und Spritzen, wenn innen drin alles bröckelt? Das ist ja in etwa so, als würde man versuchen, ein Feuer auszufächeln. Oder die trockene Kuschelkaschmirdecke zum Löschen drüberzulegen. Dann lieber von innen renovieren. Mein neues Food-Projekt für ab sofort: Phenol-Power.
Eins noch vorweg: Die sekundären Pflanzenstoffe, die jetzt auf meinem Speiseplan in die primäre Reihe vorrücken, sind am besten im Verbund wirksam, hat man jetzt herausgefunden. Je bunter also der Smoothie und der Tellerinhalt, desto besser. Und um es mir leichter zu machen, halte ich mich an die Gemüse, die ich kenne und die bei uns heimisch sind: Möhren, Brokkoli, Spinat, Kohl, Salate, Nüsse, Ingwer. Auch gut zum inneren Aufräumen sind Sulfide. Die kleinen Helferchen verstecken sich zum Beispiel in Knoblauch, Zwiebeln und Schnittlauch. Sie schützen vor Verkalkung und fördern die Verdauung. Kann ja nicht schaden.
Und wenn man der Forschung glaubt, kann ich durch mehr Phenole sogar meinen IQ um fünf Prozent steigern, mir vieles

besser merken und Informationen schneller einordnen. Und während ich das hier gerade schreibe, stelle ich fest, wie unglaublich schnell ich plötzlich tippe. Das Kapitel schreibt sich quasi von allein. Es geht offenbar schon los! Ein Hoch auf die Pflanzenpower! Und wer lacht denn da? Ach, das war ich. Das könnte auch von den Pflänzchen kommen, die wirken nämlich so ähnlich wie Ballaststoffe im Darm – und wenn die Bakterienvielfalt dort so bunt ist, dass sie täglich die Wiedervereinigung längst verloren geglaubter Freunde feiern kann, dann stimmt's auch mit dem Gemüt. Depression muss dann draußen bleiben! Die kommt nämlich meistens nur von einem Bakterienungleichgewicht im Darm. Wer hat schon Zeit für so was?

Wer sieben bis acht Portionen Obst und Gemüse am Tag isst, ist laut Forschung am glücklichsten. Das Projekt Phenol-Power läuft praktisch von allein: Ich trinke morgens weiter meinen Smoothie und zelebriere die Beilagen. Mein Mann lässt den Brokkoli in Gorgonzola baden – zwar nicht ganz korrekt, aber es schmeckt. (Gorgonzola hat Milchanteile – den müsste ich eigentlich weglassen.) Möhren isst sogar Karlotta freiwillig als geriebenen Salat mit Apfelschorlendressing. Wir backen Brokkoli-Pizza und hauen Kohlrabi-Schnitzel in die Kokosnussöl-Pfanne. Und wir essen Blumenkohlauflauf, der zugegebenermaßen echt öde schmeckt. Ich muss Karlotta mit einem Stück ihrer Lieblingsschokolade trösten. Und das Kohlrabi-Schnitzel müssen wir etwas mit süßem Senf strecken, aber mein Gott. Insgesamt läuft es super, und ich merke sogar äußerliche Veränderungen. Eigentlich wollte ich es ja für mich behalten, aber wir sind ja unter uns: Ich habe keine Augenringe mehr! Und das, obwohl Baby Theresa und ich Nacht für Nacht den Flaschen-Blues tanzen. Der Grund: mein Sellerie-Smoothie. Das, was Sascha meint, was alle Veganer ausdünsten. Ist nämlich, solange er knackig ist, stark entgiftend und reduziert dunkle Ringe wie verrückt. Jetzt in der Langzeitwirkung getestet. Es funktioniert.

Eine Woche später gibt's das absolute Kontrastprogramm zur Pflanzen-Power: Ich sitze mit Sascha in der Hochburg des Fleisches, der Schlachterbörse in Hamburg. Er ist zurück von einem Dreh auf einer Adeligen-Hochzeit, und ich nehme eine Auszeit vom Mama-Alltag. Und Eisen braucht der Mensch ja auch. Plus: Socializen soll ja auch gesundheitsfördernd sein, wenn man nicht gerade zusammen Benzin trinkt oder Teer inhaliert. Na ja.
»Du, dann haben die mir doch glatt die Suite vom Hochzeitspaar gegeben. Ich bin dann wieder runter und hab gesagt: Ich brauche keine Rosenblätter im Schlafzimmer – Sie können aber gerne ein paar Gauloises aufs Bett streuen, wenn Sie mir die Nacht versüßen wollen. Und statt des Bettdeckeumschlagens könnten S' mir einen antiken Aschenbecher auf den Nachttisch drapieren.« Hat die Rezeptionistin aber nicht verstanden. Die hat nur mit offenem Mund gestammelt: »Wir sind ein Nichtraucher...« Er kaut sein Filet langsam und genüsslich, legt sein Besteck an die Seite des Tellers und lehnt sich brillerichtend vor: »Weißt du, was verrückt ist, ma chère? Du hast dich in all den Jahren kein Stück verändert. Du siehst genauso aus wie Mitte 20, manchmal vielleicht wie Ende 20, wenn du lamentierst, dass alles so kompliziert geworden ist.«

Nicht ohne meinen Apfelessig
Oder: Der unterschätzte Trend aus den 80ern

»Mama, ich muss ganz schnell lesen lernen!« Karlotta zieht die Autotür zu und lässt sich auf ihre Sitzerhöhung plumpsen. Es ist halb sechs am Abend, es gießt norddeutsche Bindfäden, und sie kommt vom Spielen bei ihrem Freund Benjamin, mit dem ich sie eigentlich heimlich verlobt habe und den sie mit drei auch noch freiwillig heiraten wollte.
»Ja, gern, gehe ich mit.« Wir rollen vom Hof, denn Bennis Mama betreibt mit ihren Eltern zusammen das wunderschöne Gestüt »Hof am See«, wo Karlotta auch Reitunterricht nimmt.
»Willst du gar nicht wissen, warum?«
»Muss ich?«
Stille.
Ich: »Okay, was ist passiert?« Und während wir durch den Nachbarort Hemmelsdorf rollen und ich etwas grünen Chai-Tee nippe, erfahre ich, was heute passiert ist: »Wir haben Fangen gespielt, da war noch ein Ferienkind aus Baden-Württemberg, Leon hieß der, der hat so eine Gelfrisur und ist schon neun und rennt ganz schnell, und irgendwann mussten wir dringend etwas trinken.«
»Und? Hast du Toilettenreiniger getrunken? Dafür geht's dir ja noch ganz gut.«
(Nur zur Info: Sorgen mache ich mir bei meiner Freundin Caro, Bennis Mama, keine. Alles, was dort herumsteht, ist in der Regel gesundheitsfördernd, bio oder mit Vitaminen angereichert wie bei uns. Sonst bin ich ja eher für meine gluckige Unentspanntheit bekannt, aber in dem Fall bin ich mal weniger ich und mehr so cool, wie ich gerne wäre.)
»Nein. Aber da stand diese Flasche, die so aussah wie Saft. Benni hat uns allen eingegossen, so genau haben wir gar nicht ge-

guckt, und dann war es ganz widerlich. Und Leon, der hat ein bisschen Schnupfen und sein Ekel-Glas ganz fix komplett ausgetrunken. Er hat dann plötzlich gesagt: ›Weischt, mir geht's ganz beschisse!‹, oder so.«
Ich kann gerade noch meinen Tee runterwürgen, bevor ich lospruste.
»Und was ist dann passiert?«
»Dann ist der zur Toilette und ist da nicht mehr rausgekommen.«
»Aber er lebt noch?« Ich muss schon wieder lachen. Zum Glück mit leerem Mund.
»Mammmaaaaa!!«
»'tschuldige. Aber dir geht's gut?«
»Ja!«
»Und was habt ihr da jetzt geschluckt?«
»Essig oder so.«
»Wie bitte???« Jetzt wird mir auch ganz anders.
»Mit Apfel.«
Mein Teebecher fällt mir in meinen Schoß, und mir kommen die Tränen vor Lachen. Apfelessig! Die Kinder haben ernsthaft Apfelessig getrunken!
Der ist ja gerade in aller Munde – sozusagen. Zurzeit stolpere ich ständig drüber. Es würde mich nicht wundern, wenn es bald einen Apfelessig to go an der Tanke geben würde. Egal, wo ich surfe, die Artikel zu dem Thema kleben scheinbar an mir. Trinken Sie das Zeug verdünnt mit etwas Wasser, eventuell etwas Honig, ständig oder zu festen Zeiten. Egal. Sie können nichts falsch machen! (Außer Sie trinken es so wie die Kinder – unverdünnt.) Und warum? Ganz einfach: Apfelessig kann alles! Haut! Haare! Verdauung! Gewicht! Alles wird besser. Eigentlich ist es ein Wunder.
Man sollte es den Stars und Sternchen der deutschen Schrankwand-Wohnzimmer verraten: Verona, Caroline, Mirja, Uschi,

ihr braucht kein Botox, ihr könnt auch Apfelessig spritzen! Besser: trinken! Oder ins Gesicht schmieren. Dann habt ihr auch nicht alle das gleiche Gesicht und ein Reinigungs-, Putz- und Konservierungsmittel im Körper. Apfelessig ist nämlich auch noch ein Kosmetikum. Und Appetitzügler. Und Fatburner. Und reinigt von innen. Mehr geht ja nicht, das ultimative Superfood. Und statt 500 Euro nur 2,79 Euro investiert. Nicht übel, oder? Apfelessig macht den Körper wieder basisch, kurbelt den Stoffwechsel an, lässt Entzündungen abheilen, fördert die guten Bakterien im Darm und reduziert sogar antioxidativen Stress, der ja erst langfristig so richtig hässlich und krank macht. Das ist Wahnsinn. Wenn der auch Fußball spielen und regieren könnte, wir wären ein gemachtes Land!
Eins ist jedenfalls klar: Ich muss es auch ausprobieren! Ich habe nämlich kürzlich etwas zu tief in die vegane Gummibärchentüte gegriffen und mich völlig übernascht. Das hat meine Haut mich gleich büßen lassen und mich optisch ins Teenageralter geschickt. Auf der nächsten Moderationsbühne macht sich der fleckige Teint jedenfalls nicht so gut. Außerdem ist das Kleid so eng, als wäre ich hineingetackert worden. Am besten stelle ich das Atmen während des Sprechens ein. Momentan würde mein Zwerchfell die Nähte vermutlich schon bei Schluckauf sprengen.
Das Internet verrät mir, dass Apfelessig ein uralter und zugleich hochmoderner offizieller Geheimtipp ist, der nie aus der Mode kommt. Ah ja. Apfelessig entsteht übrigens aus Apfelwein. Und der wiederum entsteht, wenn man frisch gekelterten Apfelsaft gären lässt. Noch etwas Hefe dazu, und der Zucker aus den Äpfeln wird unter Luftabschluss zu Alkohol. Und wenn dieser Apfelwein warm und offen gelagert wird, sodass sich Essigsäurebakterien dort wohlfühlen können, dann machen die da ein paar Wochen lang ein kleines Get-together und fermentieren den Alkohol mit Sauerstoff zu Essigsäure. Das Ergebnis:

naturtrüber und lebendiger Apfelessig. Irrsinnig lebendig. Und je lebendiger das ist, was wir in uns hineintun, desto lebendiger werden ja wir. Gilt für Samen, Kulturen und alles, was wir essen, das sich noch vermehren möchte.

Das Verrückte ist: Warum das Zeug so ein Knaller ist, weiß kein Mensch. Ob es die Essigsäure selbst ist oder eine Säure im Apfelessig oder ein einzelnes Enzym – die Antwort kennt keiner. Die Wirkung aber bestreitet niemand, und sie ist angeblich auch sofort fühlbar. Nun gut, Leon aus dem Ländle weiß es am »beschten«: Bei vorheriger Verstopfung soll der Essig-Drink durchschlagende Erfolge hinlegen. Nebenbei soll er auch die Cholesterinwerte und den Blutzuckerspiegel senken, satt machen, Krebs bekämpfen und Pilze und schlechte Bakterien das Fürchten lehren. Beinkrämpfe, Halsschmerzen, Schleimhautentzündungen lindern. Also kurz: Der räumt mal richtig auf. Nur bio und naturbelassen sollte er sein. Kein Problem. Ich kaufe im Bio-Markt eine Flasche und stelle sie auf den Küchentresen. Mein Mann will auch mal wieder mitmachen: »Ja, super. Habe ich früher schon mal hin und wieder getrunken.«

»Ach. Echt?« Ich grinse. »Und wie hast du das gemacht?«

»Immer morgens einen Esslöffel pur und dann Wasser hinterher.« Mich schüttelt's. Ich recherchiere das noch mal. Und stelle fest: Jeder trinkt seinen Essig anders. Das ist wie mit dem Triple Shot Caramel Macchiato oder Kaffee schwarz, mit Hafermilch, kein Kokosnussblütenzucker. Die einen morgens, die anderen abends und der Rest zum Abnehmen immer 15 Minuten vor den Mahlzeiten. Der Klassiker scheint aber tatsächlich morgens auf nüchternen Magen zu sein: Auf 250 Milliliter Wasser gibt's zwei Teelöffel Apfelessig und einen halben Löffel Honig, ganz Abgefahrene nehmen noch Zimt und Zitrone dazu. Trinken, 15 Minuten warten, Frühstück, wer's braucht. Die Abendvariante ist aber die, die mir leichter erscheint als auf nüchternen Magen.

Vorerst entscheide ich mich aber für die allerleichteste: Der Apfelessig bleibt erst einmal ungeöffnet auf dem Küchentresen stehen. Tage. Wochen. Sogar ein, zwei Monate gehen ins Land. Fast sieht er mich schon vorwurfsvoll an. Warum trinkst du mich nicht? Er sieht aus wie ein Ex-Soap-Sternchen, das beleidigt ist, weil es plötzlich kellnern muss, anstatt über die Roten Teppiche Berlins zu stolzieren. Aber irgendwie gibt es immer etwas, das mich daran hindert, ihn zu öffnen. Elternabend. Viel zu leckeres Abendbrot. Termine am nächsten Tag – was, wenn ich nicht gut schlafe? Morgens ohne Kaffee nach den kurzen Nächten? Nee. Undenkbar. Und so muss der Apfelessig auf seine Hauptrolle warten.

Bis jetzt. Denn heute fange ich an, weil ich es leid bin und schon wieder gesündigt habe. Sprich: wenig Gemüse und viel alles andere gegessen habe. Und bald werde ich wissen, dass meine Bedenken alle Unsinn waren.

Eines Abends bin ich so weit, ich köpfe den Apfelessig. Mulmig ist mir. Aber ich schiebe den Gedanken an Leon zur Seite. Der Geruch, als ich die Flasche öffne, ist das Ekligste. Danach ist es ganz einfach. Ich kippe etwas von dem Zeug in ein Glas, verdünne es mit Wasser und gebe etwas Honig dazu. Und nippe. Ein Geschmack wie ... Apfelsaft. Ich schwebe jetzt ins Bett. Morgen mehr. Angeblich schläft man ja essigschwer noch besser.

Tatsächlich schlafe ich super, wenn auch mit Unterbrechungen eines wütend zeternden Babys. Ansonsten ist alles bestens: Es zieht nicht im Bauch, sondern fühlt sich ganz normal an. Einmal meine ich, es tut sich was, wie ein angenehmes, nennen wir es »Rucken«. »Das dauert auch zwei, drei Tage, bis man etwas merkt«, sagt mein geduldiger Mann. Geduld ist ja nicht so meine Eigenschaft. Also beschließe ich, das Ganze zu beschleunigen: Ab sofort gibt es Apfelessig mehrfach am Tag – natürlich zum großen Entsetzen von Karlotta.

»Ist nicht dein Ernst, Mama? Das ist doch das Zeug, das Leon umgehauen hat?«
»Schätzchen, es hat ihn nicht wirklich umgehauen. Der Apfelessig hat vielmehr seinen Stoffwechsel etwas aufgeräumt.«
»Ja, davon träumen Kinder ja den ganzen Tag.« Karlotta rollt mit den Augen, als wäre sie eine Vorstandssekretärin, die den neunten Kaffee servieren muss.
»Einfach mal lesen lernen, dann passiert euch das auch nicht«, grinse ich.
»Flasche zumachen!«, fordert mein kleines Gegenüber nasal mit zugehaltener Nase.
»Und Ordnung ist das andere halbe Leben. Hey, wie wäre es mit Zimmeraufräumen?«
»In meinem Zimmer bin ich der Bestimmer! Da bin ich der Stoffwechsel!«, tönt es mir entgegen, und weg ist sie.

Die Tage danach verselbstständigt sich das etwas mit dem Apfelessig. Ich trinke jetzt morgens nüchtern und abends vor dem Zubettgehen mein Glas. Inzwischen trickse ich mit etwas Kohlensäure, dazu flüssigen Honig, dann schmeckt es tatsächlich wie eine Bio-Limonade. Ich mag den Geschmack langsam richtig gern.
Eines Abends schmiere ich mir Apfelessig ins Gesicht. Mein Mann ist beruflich in Frankreich, perfekt für komische Experimente. (»Dein Mann ist nicht da, und du schlägst über die Stränge, indem du dir Apfelessig ins Gesicht schmierst? Das ist deine Variante von ›Mutti hat sturmfrei‹?!« Meine Freundin Julia ist entsetzt.)
Danach schmiere ich das Zeug aufs große Kind. Genauer: auf Karlottas Handrücken und parallel unter meine rauen Füße. Was soll ich sagen? Die Haut wird toll! Streichelzart! Denn Apfelessig macht basisch. Der Geruch verfliegt. Ich spüle Karlottas Haare damit – unter Protest –, und ihre braune Mähne glänzt

wie verrückt. »Okay, das können wir hin und wieder machen«, gibt sie zu.
Und wie es immer so ist, wenn man sich auf eine Sache fokussiert – alles kommt zu dir wie von selbst. Law of attraction. In diesem Fall in Form von Margrit, Julias Mutter. Wie sich herausstellt, ist sie seit Jahren Anhängerin des Apfelerzeugnisses. Sie gibt mir ihr Wissen in Form eines Buches aus dem Jahr 1985 weiter. *5 × 20 Jahre leben* heißt es, Autor ist ein Dr. D. C. Jarvis. Er beschreibt die »einfachen und wirksamen Behandlungsmethoden der Vermonter Volksmedizin (…) für alle, die bis ins hohe Alter jung bleiben wollen«. Interessant. Apfelessig statt Botox? Von innen wie außen? Ich fühle mich wie der Sherlock Holmes unter den Beauty-Forscherinnen. Tatsächlich bilde ich mir ein, dass meine Stirn irgendwie um einiges glatter aussieht. Ich schlafe ja nie durch, aber die Müdigkeitslinien erscheinen mir tatsächlich weniger tief.
Die Grundthese meiner neuen 80er-Lektüre besagt, dass der Mensch dazu neigt, sich gegen die Natur aufzulehnen. Schluss mit der Flucht aus dem Tierreich! Stattdessen sollten wir mehr unseren Instinkt einsetzen. Okay. Erstes Beispiel: Der Mensch denkt, ihm stoße etwas Schlimmes zu, wenn er mal eine Mahlzeit auslässt. Dabei tun wir laut Dr. D. C. Jarvis gut daran, mal nichts in die Kauleiste zu schieben. Zum Beispiel, wenn wir krank sind. Da rät der Arzt aus dem Jahr 1985 zu säurehaltigen Getränken wie Preiselbeer- oder Zitronensaft. Tut man heute noch Spinat und Ingwer dazu, nennt man es Smoothie, oder? Ich sag's ja, die 80er waren spitze.
Dr. Jarvis' Rat: zwei Teelöffel ins Wasserglas und zu jeder Mahlzeit trinken. Um Wachstum zu fördern. Um Kalium in den Körper zu bekommen. Als Arznei gegen Würmer und Bakterien im Menschen. (Die gibt's ja frei Haus auf jedem Spielplatz oder an den Türgriffen von Grundschulen – nur dass keiner mehr weiß, was dahintersteckt, wenn die Kinder plötzlich

chronisch müde, unkonzentriert oder reizbar sind, und man es lieber auf die doofen Klassenkameraden, die Hausaufgaben oder das Internet schiebt!) Bei Magen-Darm-Problemen. Nierenbeckenentzündungen.
Tja. Im Mittelalter konnte man ja auch nicht wegen jedem Mist zum Schulmediziner rennen, da saßen daheim lauter findige Kräuterhexen, die sich mit Blättern, Wurzeln und Früchten auskannten. Apfelessig nahm man als Reise-Essential mit, so wie unsereins heute Zahnpasta. Ich möchte fast sagen: Apfelessig war der »Err-Zwo Deh-Zwo« der Speisekammer. Immer dabei. Weniger spektakulär, aber mindestens so hilfreich wie ein »Star Wars«-Roboter.

Ich fahre mit meiner Lektüre fort: »Bemerkt eine Frau, dass ihr die Kleider zu eng werden, so trinke sie zu jeder Mahlzeit zwei Teelöffel Obstessig in einem Glas Wasser. Schon nach zwei Monaten wird sie ihre Kleider nicht nur mühelos anziehen, sondern von der Taillenweite etwa 2,5 cm einnähen können. Nach zwei weiteren Monaten kann sie die Kleider wieder 2,5 cm enger machen und einen später nochmals. Setzt sie die Obstkur regelmäßig fort, so wird sie nach Ablauf eines Jahres beim Einkauf eines neuen Kleides eine merklich kleinere Größe wählen dürfen als zuvor.« Denn: »Der Obstessig vermag das Fett im Körper zu verbrennen.«
Ich schmunzele über die süße Sprache. Und eins fällt mir auf: Ich nasche zurzeit – Schande über mich – jeden Abend klischeemäßig vor der Glotze. Es geht einfach nicht anders, ich lebe die süße Opferrolle und gönne es mir. Es ist irgendwann einfach zu dunkel draußen, um auf Sonnenblumenkernen herumzukauen. Aber ich nehme gar nicht zu! Denn was auch in meiner Zeitmaschinen-Lektüre steht und der Oberknaller ist: »Eine spezielle Diät ist nicht erforderlich.« Also abnehmen, entgiften, Bakterien töten und alles essen, ohne zuzulegen –

nur durch ein Gläschen Apfelessig hie und da. Irre. Ich morse alle meine Freundinnen an – und Sascha. Ob sie das nicht auch mal testen wollen.
Sascha tickert: »Das nehme ich zum Entrauchen. Das trinkt man doch nicht!«
Meine Freundin Johanna, die gerade in Berlin gefeiert hat, dass sie Kanzleipartnerin geworden ist, fragt zurück: »Muss ich dafür Apfelessig trinken?«
Ich: »Äh – ja.«
Sie: »Dann lieber Kaffee.«
Dafür schreibt meine Freundin Freddy, Radiomoderatorin aus Leipzig: »Das versuche ich auf jeden Fall!«
Und weil ich so begeistert bin, erzähle ich auf dem nächsten Elternabend in der Grundschule von dem neuen alten Wundermittel. Am nächsten Tag schreiben mir drei Mütter, dass sie sich Apfelessig gekauft haben. Status: »Wir sind gespannt, Anna!«
Die Erste, die sich zurückmeldet, ist Annette: »Ich trinke den Essig mindestens dreimal täglich! Und irgendwie bin ich süchtig danach ... der Bauch ist weg! Spitze!«

Sind Sie noch vergiftet, oder detoxen Sie schon?
Oder: Die Sache mit den Schlacken

Es gibt ja genug Menschen, die immerzu detoxen. Entgiften. Entschlacken. Ist irgendwie auch so Hollywood. Detox delight. Detox in the City. Alle Victoria's-Secret-Models detoxen ständig. Miranda Kerr nascht aus ihrem eigenen Gemüsebeet und beginnt den Tag mit Smoothie plus Chakradrehungen.
Dabei soll es körpereigene Schlacken gar nicht geben, man liest immer wieder: wissenschaftlich nicht bewiesen. Und man

glaubt gar nicht, wie viele Ärzte sich gegen das Entgiften engagieren. Wahnsinn. Das Netz quillt über von »unnötig« bis »Geldschneiderei«. Außerdem behaupten Toxikologen, dass unser Körper das selber hinbekommt, der entgiftet sich von allein. Über seine Putzbuddys Nieren und Leber. Klingt auch logisch. Aber: Warum dem Körper nicht mal etwas Urlaub gönnen, wenn man zu viel Mieses reingesteckt hat? Da kommt doch einiges zusammen, was belasten kann: Pestizide, Abgase, Nikotin, Schadstoffe aus billig gefärbten Textilien, Bakterien ... Und wenn's zu viel wird, kommt die Putzkolonne vielleicht nicht mehr so hinterher. Wenn man also nicht gerade auf Sylt wohnt, sondern am Stuttgarter Neckartor oder an der feinstaubigen Lederstraße in Reutlingen, immer mal wieder bei H&M und Zara ein paar (billig gefärbte) Teile mitgenommen hat, in den 90ern so einige verqualmte Disconächte durchgetanzt hat oder Weintrauben nicht mit der Zahnbürste putzt, könnte sich da nach ein paar Jahren innerlich etwas angehäuft haben. Könnte. Klar kümmern sich Nieren, Lymphe und Leber um die Reinigung, aber Medikamente, fehlende Nährstoffe, Flüssigkeitsmangel (Ich schaffe nicht jeden Tag 2,5 Liter – Sie etwa?) hindern sie manchmal daran. Und ich gebe zu: Hin und wieder werfe ich mal eine Kopfschmerztablette ein. Und die hinterlassen auch Rückstände, die die Leber zusätzlich abbauen muss.

Sascha zündet sein Gauloises-Kippenfrühstück an, dessen Rauch sich in Spiralen nach oben schraubt, dazu gibt es vier Tankstellenwürstchen mit einem Klecks Senf und Kaffee, schwarz natürlich. »Annaaaa! Detoxen ist ungefähr auf dem gleichen Niveau wie die hinteren Plätze im Flieger. Völlig unnötig und unbequem. Ich bin ja auf 1F großgezogen worden. Da wurde noch nebenan geraucht, und ich bin trotzdem noch am Leben.«

»Ja, schon, aber vielleicht könntest du deine Lebensqualität mit detoxen verbessern? Schon mal darüber nachgedacht?«, frage ich und nippe augenrollend an meinem Smoothie.
»Detoxer sind wie Vorspüler! Meine Zugehfrau schimpft auch immer auf die: Das soll nämlich die Geschirrspülmaschine schädigen, weil sie den Schmutzgrad nicht mehr erkennt, infolgedessen nicht mehr Vollgas gibt, und am Ende kommt das Geschirr schmutzig wieder raus. Tja. Denk mal drüber nach. Ich muss los.«
Theorien eines Anti-Entschlackers. In zenmäßiger Seelenruhe drückt er seine Zigarette aus. »Drehe heute bei Thurn und Taxis und will nicht zu spät kommen. Sonst ist mein Auto beleidigt, wenn es auf dem Gesindeparkplatz stehen muss.«
»Okay. Viel Spaß. Ich detoxe derweil ein bisschen für dich mit.«
»Anna!«
»Wieso? Weil schlimmstenfalls nichts passiert und es mir bestenfalls fabelhaft geht?«
Sascha rümpft die Nase: »Siehst du mich lachen? Ich denke nicht.« Setzt seine Schiebermütze auf, greift seine Louis-Vuitton-Tasche und schwingt sich in seinen Oldtimer-Porsche mit den vermutlich miesesten Abgaswerten Hamburgs.
Ich gehe einkaufen und sehe grün: Spinat, Feldsalat, Sellerie, Avocado, Gurke. Dazu kommen noch Orangen, Ananas, Kurkuma, Ingwer, Möhren, der Leberentgiftungsspezi Grapefruit und alles, was mir noch in die Finger kommt und entgiftungstauglich scheint. Alles in Bio-Qualität. Der Plan: entgiften mit selbst gemixten Säften. Ein paar stressige Moderationswochen mit viel Reisen und wenig Schlaf und noch mehr Textlernen stehen an, und ich will fit sein. Die Saftkur soll für den Körper super sein, weil ihm die Vitalstoffe gleich auf dem flüssigen Silbertablett geliefert werden und er sie nicht erst von den Faserstoffen abpulen muss. Dazu Enzyme und Antioxidantien.

Es gibt einen Wust von Detox-Erfolgsgeschichten im Netz, aber eine ist besonders beeindruckend. Die vom Amerikaner Joe Cross, der schwer krank einen Bauch vor sich herschob, als wollte er darauf ein paar Maß beim Oktoberfest abstellen, und dem Tode nahe war. Nach 60 Tagen Saftkur hatte der Australier 50 Kilo weggespült, alles Chronische wie Rückenbeschwerden, Verdauungsprobleme, Kopfschmerzen und Allergien weggetrunken und hätte dem nüchternen David Hasselhoff in Baywatch Konkurrenz machen können. Da bekommt man sofort Durst auf ein neues, gesundes Leben. Reboot.

Als ich in den Spiegeln über dem Gemüse meinen fahlen Teint sehe, steigt die Motivation ohnehin. Und schlimmstenfalls habe ich mich einfach »nur« gesund ernährt. Bestenfalls sehe ich aus wie Victoria's-Secret-Engel Candice Swanepoel, stärke mein Immunsystem und fühle mich so leicht, dass ich plötzlich an der Zimmerdecke klebe.

Detoxprofis kombinieren das Ganze noch mit Darmreinigung und Massagen, aber ich will's ja praktikabel halten. Ich bin Mutter, mein Sport ist derzeit Fläschchensterilisieren, Gefühlt-zwölfmal-am-Tag-Saugen und Waschbecken-und-Spiegel-immer-wieder-von-Zahnpastaresten-Befreien. Abends sind nur noch Netflix und Maniküre drin. Aber ich verzichte im Rahmen meines fünftägigen Detoxprogramms auf Kaffee – soll nämlich die Ausleitungsorgane schwächen –, Zigaretten und Drogen sowieso. Nicht, dass ich das nicht auch sonst täte bis aufs Koffein, aber man kann ja auch mal erwähnen, was man alles weglässt, oder? Oder wie Julia immer sagt: »Du musst zu deinen Entscheidungen stehen – oder sie dir schönreden.«

Ich saftkure sofort am nächsten Morgen. Der Tag beginnt mit einem Möhrensaft, zwei Stunden später gibt es einen Smoothie mit Spinat, Feldsalat und Sellerie und etwas Gurke. Die Chlorophyllkeule quasi. Danach Ananassaft mit Grapefruit und Ap-

fel. Schmeckt alles. Ich mixe das Obst, wie es mir in den Sinn kommt, achte aber immer darauf, dass überall etwas Ingwer für den Stoffwechselpush und etwas Zitrone fürs Immunsystem mit drin sind. Und irgendwie bin ich so auf Betriebstemperatur, dass ich gar nicht merke, wie ich Staub wische, die Kinderzimmer aufräume, Rechnungen überweise und abhefte ... ja, läuft bei mir. Irgendwann habe ich Lust auf etwas Festes und schmiere mir ein Dinkelkäsebrot. So streng muss man ja auch nicht sein. Dienstag. Mittwoch ruft Sascha an und fragt mich, ob ich weiß, wo man ein stilvolles Raumspray kaufen könnte. Er sucht etwas in die Richtung englisches, antikes, aber gepflegtes Town House mit einer Spur Lavendel. Er erwartet Nichtraucher-Damenbesuch aus London und fühlt sich wie ein nüchterner Pete Doherty, der das erste Mal mit Kate Moss Videoabend machen darf. Donnerstag. Gluckgluckgluck. Freitag gucke ich in den Spiegel und bin mir sicher: Meine Haut bedankt sich. Das Hautbild sieht besser aus. So als ob mir Brad Pitt gerade im Vorbeigehen in einem Hinterhof in Mitte zugezwinkert hätte. Leicht rosig eben.
Ich fühle mich gut. Fast sexy. Witzigerweise sitzen meine Haare wie eine Eins. Genau wie die Jeans – auch nach der Achterbahnnummer im Trockner, nach der ja immer alles kurzzeitig zu eng ist. Darauf einen grünen Tee. Der macht auch wach und hilft gegen Heißhungerattacken. Fast meditativ-ruhig sitze ich über meiner Tasse. Mal nicht hektisch und Hans Dampf in allen Gassen. Bin ich das? Eigentlich kann man mit der Nummer ja nichts falsch machen: Frisches Obst und Gemüse ist immer gut, die Mengen, die in so einen Smoothie passen, könnte ich sonst nie essen, der Körper bekommt etwas Basisches, und ich nehme immer nur ein Kohlenhydrat zu mir.
Es klingelt. Ein ausnahmsweise blasses Etwas wankt in weiß beschichteten Budapestern über unsere Türschwelle. »Ich musste fliehen, ma chère. Habe aus Versehen statt des Raum-

dufts nach dem Backofenreiniger gegriffen. Das war's mit dem Damenbesuch – fühle mich gerade wie Yves Saint Laurent in seinen letzten Lebenswochen. Ich muss auch entgiften! Habe dir einen widerlichen Rote-Beete-Cocktail mitgebracht und mir Traubensaft in Form von Weißwein. Mit einem Spritzer Orangenjus. Und um die Entgiftung komplett zu machen, rauche ich ausnahmsweise nur Indian Spirit, okay?«

Meine 21 Tage ohne Kohlenhydrate
Oder: Anna stoffwechselkurt

Ich sitze an meinem Esstisch und fühle mich wie Uschi Glas, »die Senta Berger der Herzen«, wie ein Freund von Sascha sie mal so schön nannte: so geliebt und gleichzeitig verteufelt wie Hausmannskost.

Es ist der erste Tag meiner 21-Tage-Stoffwechselkur – und meine innere Haltung ist genauso zwiegespalten. Ich versuche einen Drink runterzukippen, mit dem mein Tag beginnt. Drin sind Mineral- und Ballaststoffe, gute Bakterien sowie eine halbe Wiese. Brokkoli, Spinat, Grünkohl, Heidelbeerblätter, Flohsamenschalenpulver, probiotische Lactobazillen-Mischung, im Prinzip das evolutionäre Vorstadium einer Gemüsesuppe, Enzyme, Brennnessel, Löwenzahn ... Fehlen nur noch pürierte Regenwürmer. Und schmeckt bescheiden. Damit ich das überhaupt hinunterwürgen kann, gibt's on top einen Triple Shot Protein Shake mit Schokogeschmack. Klingt nach Starbucks, nur ohne Caramelkalorien und ist wesentlich unfotogener. Und vor allem teurer. Ja, das geht.

»Und wenn du das getrunken hast, ruft dich der Playboy so lange an, bis du mit 50 ja sagst oder was?« Thomas in den pin-

ken Turnschuhen lacht mich per Facetime von meinem Display an: »Viel Spaß beim Hungern, Mäuslein!«
Ja, ich habe mir einiges vorgenommen. 21 Tage ohne Kohlenhydrate. Ich bin zu neugierig, um es sein zu lassen. Ich will wissen, wie sich das anfühlt. Ich verspreche mir außerdem jede Menge Energie, da ja nicht mehr so viel davon für die Verdauung benötigt wird. Kein Brot. Tschüss, Kartoffeln. Auf Wiedersehen, Reis. Und da gibt es kein Pardon, denn »Ausreden sind der Tod des Erfolgs!«, hat mir mein Mentor verraten. Genau wie die Tatsache, dass ständige Lust auf Süßes kein Heißhunger, sondern nur ein Insulinchaos im Körper ist. Mein Mentor ist übrigens mein Apothekerfreund Kay, der total begeistert ist, schlanker als je zuvor und grundfidel. Seine Begeisterung ist ansteckender als ein Schnupfen.

Nach dem Zeug, das man ganz schnell trinken muss, weil Chia-Samen drin sind, die aufquellen, gibt es Kügelchen gegen Heißhunger und ein paar Nahrungsergänzungstabletten. Leider trinke ich zu langsam, und so könnte ich das letzte Drittel des Getränks an die Wand nageln, wenn ich denn wollte. Die Kügelchen lutsche ich so weg, nur die Nahrungsergänzungsstoffe sind so groß, dass ich sie kaum schlucken kann und schließlich fluchend mit dem Kopf nach hinten durch unser Wohnzimmer laufe und dabei literweise Wasser hinterherkippe. Mein Mann lacht sich tot, und ich würge. Na ja. So verbrennt man schon mal die ersten Kalorien.
»Du kriegst eine Top-Haut, nimmst ab, die Verdauung bekommt einen Extra-Kick, Allergien verschwinden – es ist irre. Andere haben damit Gürtelrosen, Schuppenflechte und Neurodermitis wegbekommen!«, sagt mein topfitter Apotheker.
»Danach kannst du alles essen. Nur während der 21 Tage eben keine Kohlenhydrate.«
»Gar keine?«

»So gut wie keine. Obst und Gemüse. Fleisch und Fisch. Sonst nix. Ein, zwei Scheiben Knäckebrot sind erlaubt.«
Eigentlich kann ich nicht ohne Kohlenhydrate. Frau Dr. Wolff meint, das ist so, weil ich ein Unterzucker-Typ bin. Aber ich will's ja wissen. Tatsächlich habe ich kaum Heißhunger. Dafür ist mir gähnend langweilig auf der Zunge. Meine Geschmacksknospen sind so beleidigt, dass ich gar nicht mehr aufhören kann, an saure Weingummis, Salt & Vinegar Chips und Honey Mustard Pretzels zu denken. Nichts davon kommt über meine Lippen, ehrlich, aber es ist so öde! Abends mache ich Gemüseaufläufe. Mit Kohlrabi, Hack und Feta, dazu Frischkäse. Kartoffeln darf ich ja nicht. Die fies verheißungsvolle Knolle wird nur auf der Kinderseite der Auflaufform eingebaut. Lechz. Fühle mich dabei wie Filmhündin Lassie, der man einen Knochen mit Bumerangfunktion hinwirft. Ich halte aber tatsächlich gut durch. Bald interessiert mich essen fast gar nicht mehr. Auch neu.
»Und?«, fragt Kay.
»Ja. Geht. Aber meine Zunge ist nur noch so ein träger Lappen im Mund.«
»Ja, gut, ist jetzt gourmettechnisch nicht so spannend. Dafür kommt man in ein irres Hoch, oder?«
Damit hat er recht. Müde bin ich abends kaum. Ich falte noch Kinderunterwäsche zu Zeiten, in denen ich sonst komatös mit meinem Mann vor der Glotze Chips gegessen habe. Dafür macht er das jetzt allein, und ich hocke mit meinem Top-Teint vor seinen Socken. Die Haut ist tatsächlich etwas schöner, bilde ich mir ein. Strahlender. Am fünften Tag mit Auflauf-, Fleisch- und Fischkreationen fragt mich Karlotta: »Mama, wann gibt es wieder Nudeln? Und mal eine gescheite Brotzeit? Und backen wir demnächst mal wieder Haferkekse?«

»Na, Uschi, wie läuft's? Lancierst du jetzt bald Anti-Falten-Cremes auf QVC?« Auch Thomas will sich per Telefon auf den neuesten Stand bringen. »Du, ich habe da neulich auch so einen Stoffwechsel-Jünger gedatet. Der war total high. Sah echt gut aus, das Kerlchen. Nur essen gehen kannst mit dem nicht. Der bestellt nur Gemüse. Und wenn ich dann Brot vorweg esse und am Ende noch ein Dessert bestelle, dann gibt's 'nen Blick. Da war das Prickeln dann gleich mal offline. Und dann sagt der ernsthaft, ich soll das Programm auch machen. Das wäre voll lifechanging, eine Inspiration, dann kommt der Flow, der Glow und all so 'n Zeug. Ob ich nicht der beste Thomas sein will, der ich sein kann.«

»Und, willste nicht?« Ich schlürfe meinen Chia-Pudding.

»Doch, aber wer soll ich denn sein ohne Pasta?«

»Chia-Pudding?«

»Tschüs, Fräulein Stoffwechselkur!«

Im Zuge meiner Kur stelle ich fest, dass dahinter tatsächlich eine ganze Community steht. Die sich gegenseitig feiert, gerne Fotos vom neuen Körper in Badeoutfits veröffentlicht, sich trifft, rauschende Feste veranstaltet. Ob die dann alkohol- und kohlenhydratfrei ablaufen? Müssen sie ja theoretisch. Ich fühle mich tatsächlich gut und bin auch ein bisschen stolz, aber meine ganze Mundhöhle scheint zu verkümmern. Kulinarische Vorfreude gibt's halt nicht mehr. Frühstück? Ja. Shake halt. Mittag. Ja. Huhn mit Gemüse halt. Kügelchen. Nahrungsergänzung. Abends Fleisch mit Gemüse. Kügelchen. Nahrungsergänzung. Gute Nacht. Keine weinseligen Abende mit Sascha. Kein Popcorn im Kino. Kein Betthupferl. Ich schlafe gut. Nur ist mein Bauch nicht so flach wie erwartet, da ich den Shake nicht gut vertrage; ich vermute, der Zuckeraustauschstoff ist schuld – aber ansonsten läuft's. Bis dieser Abend kommt, an dem Zunge und Geschmacksknospen gewinnen. Es ist der Anfang von Woche drei, und ich weiß, da ist noch diese Bitter-

schokolade mit Nüssen im Tiefkühlfach. Steinhart und eiskalt, wie ich Schokolade am liebsten mag. Und plötzlich ist die Tafel angebrochen. Gott, war die schon immer so gut? Ich gehe mit einem fetten Grinsen ins Bett.
Danach wird die letzte Stoffwechselkurwoche viel besser. Schließlich ist Bitterschokolade gesund und fast nicht süß, quasi kurz vor Knäckebrot, und das war ja erlaubt, oder? In dem Fall habe ich ein Auge zugedrückt und jeden Tag Schokoladeneinheiten eingeschoben. Den letzten Shake habe ich dann vergessen auszutrinken – den mussten wir aufhacken und in Einzelteilen in den Müll werfen.
Mein Fazit zur Stoffwechselkur: Kann man machen. Wenn man so diszipliniert ist wie die Bärenfellmützenträger am Buckingham Palace oder keine Familie hat. Oder eine, die mitmacht und auch total geschmacksbefreit lebt. Der erste Biss in eine Kartoffel ist so lecker, dass ich kurz davor bin, sie zu begrüßen: »Schön, dich wiederzusehen. Wie wär's mit etwas Quark und dann einer schönen Massage zwischen den Schneidezähnen?«
»Und? Bist du jetzt die Senta der Stoffwechselkuren geworden?«
»Nicht ganz. Aber ich habe jetzt mindestens so viel Grande-Dame-Erfahrung in Sachen Zurückhaltung, Thommy-Maus!«
»Gut. Dann lass uns ein paar böse Muttersöhnchen über 'ner Hartweizenpizza von Luigi aufreißen gehen. Und wenn einer nicht zurückflirtet, stecken wir ihm aus Rache die Stücke deines letzten Shakes in die Tasche!«

Meine basischen Wochen
Oder: Wie sauer bist du eigentlich?

Ich wette, jede Mutter kennt es: dieses eine Mädchen, das sich die eigene Tochter als Freundin ausgesucht hat und das irgendwie – nennen wir es … schwierig ist. In meinem Fall heißt es Lilly, trägt eine blonde Prinz-Eisenherz-Frisur und hat immer Hunger. Außerdem weiß sie alles besser mit ihren sieben Jahren. Ich bin gerade dabei, meinen Säure-Basen-Haushalt auszugleichen (das ist jedenfalls der Plan für die nächsten Wochen), als Lilly plötzlich in der Tür steht.
»Hallo, Anna! Was hast du da?«
Ich starre auf den pH-Teststreifen und überlege. Ich habe gerade zum zweiten Mal Pipi auf ein Papier gemacht, um herauszufinden, ob ich von innen sauer oder noch halbwegs basisch bin.
»Erwachsenenkram. Langweilig für dich.« Habe mich für die reife Variante entschieden, inklusive überlegenem Tonfall.
»Hast du da gerade draufgepinkelt?«, fragt Prinz Eisenherz von unten. »Nein, wieso?«
»Weil du damit aus dem Bad gekommen bist und es aussieht wie aus der Apotheke. Ist bestimmt ein Schwangerschaftstest.«
»Geh spielen, Schätzelein.«
Wissen Sie jetzt, was ich meine? Ich werde kurz sauer, aber sie ist ja nur ein Kind, das mir eigentlich leidtut. Und außerdem bedeutet Sauersein oxidativen Stress, und damit wird mein inneres Milieu ja auch gleich mit sauer. Nein danke. Dann lieber basisch-beseelt. Nur meine Urinwerte sind es irgendwie nicht. Bei einem Menschen mit ausgeglichenem Säure-Basen-Haushalt ist der Urin morgens leicht sauer, der pH-Wert liegt bei 6,5 bis 6,8, zum Mittag hin neutral bei 7, und abends sollte er leicht basisch über 7 sein. Kann ich nicht mitreden. Denn: Alles unter 7 ist sauer, und ich stehe bei 6. Eigentlich sollte der Körper

ja alles alleine ausbalancieren und im Gleichgewicht halten: Im Dickdarm zum Beispiel muss es sauer sein, gehört sich so für den Bereich, im Blut oder Zellzwischenbereich dagegen basisch. Einziger Haken: Unsere moderne Ernährung macht es ihm schwer, er muss ständig gegenregulieren – und wenn wir es übertreiben, also nur Mist essen, mies atmen, unter Druck leben, dann kann das Ganze kippen. Leichen sind übrigens komplett übersäuert, also wenn unser Körper das mit dem Ausgleich nicht mehr packt, dann ist es vorbei. Wir essen Fleisch, trinken morgens Milch, gießen abends Alkohol drauf und genießen Teig- und Backwaren. Alles ganz furchtbar unbasische Dinge. Und die Liste ist endlos: Kaffee, oh Gott!, alles mit Kohlensäure, Softdrinks, Süßstoffe, Soja, Burger und Bolo, aber auch Sorgen, Ängste und negative Gedanken. Am besten nur noch Obst, Gemüse und Kräutertee und jegliches Lebensgefühl abstellen. Dann wird man spaßfrei mindestens hundert. Na ja, eigentlich eher mit Spaß, denn der Körper produziert dann ja viel mehr davon ganz allein. Und dafür ist Schluss mit chronischer Müdigkeit, Erschöpfung und Infekten – zumindest theoretisch. Ich war gerade erst krank – das erste Mal seit Ewigkeiten. Da mache ich nicht mehr mit! Als Mama geht das nicht. Krankwerden ist Luxus für Mitt-20er. Und so beschließe ich, so basisch zu werden, dass mich kein Infekt mehr niederstreckt.

Während die Kaffeelust in mir hochsteigt wie ein schwanzwedelnder Hund, der Herrchens Schlüssel im Türschloss hört, stellt neben mir jemand fest: »Ich hab Hunger.« Lilly steht in der Tür.

»Wie wäre es mit einem Käsebrot?«

»Habt ihr Mischbrot?«

»Nein, nur ein basisches Dinkel-Sauerteigbrot. Aber das ist essbar. Mit Käse?«

»Von mir aus. Aber ich esse nur Käse ohne Löcher.«

»Kein Problem. Ich habe lochfreien Gouda. Ich ruf dich dann gleich, wenn das Brot fertig ist.«
»Gut, ich warte.«
»Nein, ich rufe dich.«
»Aber …«
Ja, ich weiß, eigentlich willst du mich beobachten, wie ich sklavenartig deine Zwischenmahlzeit zwischen den Zwischenmahlzeiten schmiere, denke ich und frage mich, wie es wohl in ihrem Haushalt aussieht. Eins ist nämlich erwiesen: Sauer macht nicht lustig, sondern dick. Und wenn man erst mal drinsteckt im Hamsterrad des Mistessens, will der Körper immer mehr davon. Kenne ich von mir selber. Was echt gemein ist: Übersäuerung macht auch noch hungrig. Und zwar permanent. Deshalb sind saure Menschen auch nie satt. Eigentlich sollte ich Lilly etwas von meiner Orangen-Spargel-Suppe geben. Aber was bringt es, wenn heute Abend Chicken Nuggets, Pommes und Ketchup dazukommen?
»Die Butter bitte ordentlich an die Ränder streichen, ja?«, guckt ein Ponygesicht um die Ecke.
»Jawohl«, grinse ich.
Meine Tochter stürmt in den Raum: »Essen? Jetzt? Na gut. Ich nehme eine Gurke.«
»Igitt«, sagt Lilly. Hurra!, denke ich.
»Was trinkst du da?«
Sie hat mein Trinkmoor entdeckt. Ja, ich trinke Moor. Was tatsächlich so lecker ist, wie es klingt. Als mein Mann und ich die ersten zehn Milliliter zu uns nahmen, schmeckte es einfach nur wie abgestandener kalter Kaffee und hatte ungefähr die Konsistenz einer dreckigen Rinnsteinpfütze. »Hey, das ist aushaltbar!«, sagte mein Mann lächelnd, der wie immer mitzieht, der arme Kerl, nicht wissend, dass ich vergessen hatte, die Flasche vorher zu schütteln. Bei der zweiten Tagesdosis habe ich das dann nachgeholt, und ganz schwarze Klumpen klatschten

ins Glas. Die Konsistenz – na ja, Moor halt. Wirklich Moor. So wie mit dem Gummistiefel ausgerutscht. Schlammig. Schwarz. Mit Brocken. Geschmacklich: wie Moor. Mit Sand zwischen den Zähnen. Mein Mann schüttelte sich. Wir mussten sofort Saft hinterherkippen. »Ich bin raus«, sagte mein Mann. »Was so aussieht und so widerlich schmeckt, kann nicht gesund sein.«
Ich gebe es ungern zu, aber mir kriechen auch leise Zweifel den Rücken hinauf. Um dann wieder an das Gespräch mit der Reformhausverkäuferin zu denken: »Wenn Sie das trinken, tun Sie sich etwas richtig Gutes. Sie werden den Säure-Basen-Haushalt regulieren, eine schöne Haut bekommen, den Eisengehalt im Blut verbessern, Ihre Darmflora aufpolieren und Ihre Abwehrkräfte stärken.« Die gestärkte Abwehr spüre ich tatsächlich – nur gegen das Trinkmoor. Aber so leicht gebe ich nicht auf. Und so sitze ich gerade vor meinem Trinkmoor-Shot, als Karlottas hungrige Freundin die offene Küche besetzt.
»Das sieht ja ekelhaft aus. Wie Matsche.«
»Das IST Matsche.«
»Igitt! Warum trinkt man so was?« Lilly guckt mich mit dem gleichen Verständnis an, als hätte ich mich voller Herzblut für die Massentierhaltung ausgesprochen oder Karlotta vor ihr verkündet: »Der Brief aus Hogwarts ist heute angekommen.«
»Weil es langfristig gesund ist und glücklich macht. Hier: dein zweites Käsebrot!«
Ich schütte mir unter Beobachtung zweier Erstklässler tapfer die Huminsäuren, Mineralstoffe und Spurenelemente und den ganzen Moorsand in den Hals und gieße einen Gemüsesaft hinterher.
»Also mich machen andere Dinge glücklich. Zum Beispiel Eis mit Sahne.« Spricht's und stapft davon.
Auch sie wird bestimmt mal mit Übersäuerung zu kämpfen haben und gar nicht wissen, dass es das ist. Eigentlich sind wir

alle davon betroffen – oder essen Sie am Tag nur Obstsalätchen und fünf Hände Gemüse? Verzichten auf Kaffee sowie die Milch dazu, Zucker, Eiweiß? Und die herrliche Wurststulle? Wohl kaum. Mein Mann und ich sind etwas erschrocken, als wir feststellen, dass wir trotz gesunder Ernährung eigentlich nicht allzu basisch essen. Noch merken wir nichts davon, haben weder Kopfschmerzen noch sind wir chronisch müde oder werden nie satt – denn genau das sind typische Symptome. Aber wer weiß, wenn wir nicht aufpassen …
Tja. Die Japaner machen's besser als wir. Die essen bunter. Verzichten auf Milch und Brot. (Wobei es auch basisches Brot gibt – aber das nur am Rande.) So erklärt mir auch Ökotrophologin Ute Jentschura: »Je bunter der Teller, desto besser. Wie das geht? Einfach die Beilagen hochschrauben. Mehr Gemüse zum kleinen Steak, wenn es schon Fleisch sein muss. Und es ist so einfach, dem Körper etwas Gutes zu tun: Trinken Sie, wenn Sie durstig sind, einfach immer stilles Wasser (Sprudel ist nämlich säurebildend), zur Erfrischung oder Abwechslung auch gerne mit ausgepresster Zitrone (weil basisch). Naschen Sie Obst statt Schokolade. Bio-Vollkorngebäck ist immer besser als Billig-Backprodukte, weil viel mehr Ballaststoffe drin sind. Und wenn Sie Kaffee trinken, dann am besten immer ein Glas Wasser hinterher. Das bringt schon was!« Wer es noch besser machen will, ersetzt die Kuh- mit Hafermilch und streicht generell Fertigprodukte. Das geht doch eigentlich gut. Kein Aufwand. Nur Umstrukturierung.
Ich plane also die Woche mit stillem Zitronenwasser, braunem Reis mit Gemüse und Salaten. Meine große Tochter wird Amok laufen: noch mehr Smoothies, kein Naschen außer Nüssen mit den guten Fettsäuren. Denn es ist Erkältungszeit. Und im basischen Körper wird man eben nicht krank. Sollte man mal all denen sagen, die immer so tun, als gehöre die Grippe zum guten Ton. Ich habe tatsächlich Freunde, die auf die Frage,

wie es ihnen gehe, antworten, sie hätten halt die »übliche« Herbstgrippe, Winter-Magen-Darm-Infektion, Frühjahrsmüdigkeit oder Sommernebenhöhlenerkältung, je nach Saison. Dass wir nie krank sind, merkt gar keiner. Aber es ist so. Wir sind es tatsächlich nie – mit ein, zwei Ausnahmen, die die Regel bestätigen.

Einmal war mein Mann dann doch plötzlich krank, er hatte sich etwas Hartnäckiges von einem Flug aus Frankreich mitgebracht. Vermutlich im Flieger eingenickt und dabei schön ins Kissen gekuschelt. Oder die Bakterien vom Tisch oder den Armlehnen mitgenommen. Weiß ja jedes Kind, Flugzeuge sind Bakterienschleudern. Es ging ihm wirklich schlecht. Der Rat eines Freundes: »Schmerzmittel! Schmeiß ihm Ibuprufen ein, dann noch mit WICK MediNait gurgeln, und wenn der Rücken schmerzt, soll er Diclo nehmen! Und am besten alle zwei Wochen eine Ibu – vorbeugend gegen Entzündungen, hat man nämlich immer mal im Körper!«

Mein Mann lag lachend im Bett, als ich ihm davon erzählte. Nicht nur, weil wir all das Zeug nie im Haus haben und auch nicht haben werden, sondern weil es so absurd war. Er ging einfach zwei Abende früher ins Bett und wachte an Tag drei gesund wieder auf.

Aber zurück zu meinen zwei basischen Wochen: Zuerst denke ich mir ja nichts dabei, aber tatsächlich ertappe ich mich in den nächsten Tagen immer wieder dabei, wie ich vor mich hin summe. Ich singe, ich tanze meine Moderationstexte wie ein Walddorfschüler seinen Namen. Ich schiebe hüpfend den Kinderwagen vor mir her. Um mich herum scheinen alle das Temperament einer Wanderdüne zu haben. Ich dagegen sammle Spenden für ein Schulprojekt, organisiere den Elternabend, schreibe an meinem Buch, koche mit untypischer Engelsgeduld jedem etwas anderes, lasse vollkommen entspannt Baby Theresa Kartoffeln und Brokkoli auf den Boden schmeißen, um dann alles wieder einzusammeln und den Boden zu wischen, lächle unfreundliche Postmitarbeiter an, selbst Karlottas ungeliebte Freundin.

Süßes? Denke ich nicht mal dran. Und lese: Basische Ernährung beeinflusst das Gemüt. Denn die meisten Leute, die schlecht drauf sind, essen schlecht. Sie essen Lebensmittel mit zu wenigen Nährstoffen, die dafür zuständig sind, Botenstoffe zu bilden, die wiederum Nervenimpulse weiterleiten sollen. Die bekanntesten Vertreter sind Serotonin (gibt dir das Gefühl: Ich bin glücklich!) und Dopamin (gibt dir das Gefühl: Ich schaff das schon!). Und wenn die beiden Kollegen ausfallen, fühlt man sich einfach nur grässlich. Offenbar esse ich also gerade extrem viel von den Botenstoffen, die die Autobahn für Glückshormone bauen, denn ich stehe tatsächlich lachend auf. Was natürlich auch damit zu tun hat, dass mein Leben ganz schön ist, aber ich futtere es mir noch besser. Höhepunkt findet das Ganze in einer spontanen Einladung zu einem Rohkostworkshop. Coach Gosia, 43, blondes, meterdickes Haar wie Rapunzel, Kreativseele und Genussliebhaberin, strahlt so erfrischend, als würde sie jeden Morgen eine Bowl LEDs frühstücken. Der Typ Frau, mit dem man sofort kann und weiß, es ist egal, ob eine von beiden in Chucks und die andere in Gucci-Loafern kommt. Damit passt sie perfekt zu meiner Menschenfreundin Ulrike, die es liebt, Neues auszuprobieren, und in deren Küche jetzt sieben hungrige und gespannte Frauen schnibbeln, mixen und immer wieder naschen. Und wer ist natürlich auch wieder mit dabei?

»Der Lurch! In Benutzung!«, entfährt es mir.

»Ach, du kennst den?« Gosia grinst. »Mit dem schnitzt du gleich Zucchini-Pasta!« Alle weiteren Aufgaben werden verteilt, und sofort flitzen alle durch Ulrikes Küche. Mit Drohne gefilmt sähe es aus wie im Gemüse-Bienenstock. Die Kräuter duften, die Messer klappern, Ulrike hat allen Champagner eingeschenkt, und neben dem Prickeln liegt der Freitag in der Luft. Wir mixen eine fleischlose Bolognesesauce mit getrockneten Tomaten, dippen gedörrte Tacos in Avocado-Dips und verschlingen die süßsaure Mango-Paprika-Gazpacho, mit der Gosia den ersten Platz beim Rawfood Award bei PureRaw gemacht hat. Ja, unsere Rohkostfee ist ausgezeichnet – in jeder Hinsicht.

»Ich liebe diese Gazpacho!«, stellt Ulrike zwischen zwei Löffeln fest. »Gosia war neulich Gast bei meinem Kochclub, und ihre preisgekrönte Gazpacho so eine Offenbarung, dass ich euch alle einladen musste, damit ihr euch auch begeistern lassen könnt!« Und sie hat recht: Es schmeckt und schmeckt, und irgendwann bin ich pappsatt, aber null müde. Ein basischer Volltreffer! »Isst deine Familie das denn mit?«, frage ich Gosia.

»Mein Mann ja, mein großer Sohn – er ist 14 – auch, mein kleiner, 10, eher nicht. Der ist ein PiPaPo-Kind.«

»Was ist das denn?«, grinse ich, während ich ein paar Kräuter hacke und nebenbei sonnengetrocknete Tomaten reinschiebe.

»Pizza-Pasta-Pommes everyday, wenn es nach ihm ginge. Inzwischen trinkt er aber auch Smoothies, wenn sie nicht grün sind, weil die sonst ja nach Ostseeschlick schmecken.« Da kenne ich noch wen, denke ich.

»Aber wir sind auch keine 100-Prozent-Rohköstler. Wir ernähren uns flexibel. Es ist schon ein Spagat.«

»Wie bist du dazu gekommen?«, will ich wissen, während ich ihre Schüssel gedörrte Tacos leer mache.

»Ich wollte nur unseren Speiseplan auf ausgewogene, lebendige und pflanzenbasierte Ernährung umstellen. Angefangen hat alles mit einem grünen Smoothie – das höhere Energielevel, das Gefühl von Leichtigkeit, und das alles mit Genuss: genau meins. Und jetzt musst du deine Zucchini-Nudeln durch den Lurch pressen, Anna!« Während Ulrikes Freundin Silke und ich in Teamarbeit vier Zucchini durch den Lurch kurbeln, überlege

ich kurz, ob ich mir auch solche Haare, so ein sonniges Gemüt und einen Dörrautomaten zulegen sollte. Es schmeckt alles wirklich gut, aber ich esse einfach auch gerne warm.
»Kannst du!«, erklärt mir Gosia. »Du darfst es anwärmen, nur nicht kochen.« Sonst gehen die Vitamine verloren. Rohkost ist also mehr als nur Möhre und Kohlrabi als Stifte zwischen den Zähnen. Dennoch weiß ich: Über Nacht Samen einweichen, noch mehr Küchengeräte und nie wieder Gebratenes wären für meinen Mann ein Scheidungsgrund. Dennoch, meine basische Woche hat einen Zusatz-Kick bekommen und ich neuen Input, denn die rohe Zucchinipasta und der rohe Brokkolisalat (Hätten Sie gedacht, dass man beides komplett roh essen kann?) sind wirklich ein Knaller, so als kulinarischer Ausflug. Man muss ja nicht gleich 100-Prozent-Rohköstler werden. Ist Gosia ja auch nicht.
Am nächsten Tag, mein Vater ist zu Gast, biete ich den Salat gleich mal an. Theresa fiept kurz, macht ein Pokerface und reicht mir ihre kleine Schale sofort unangetastet wieder zurück. Karlotta fragt: »Was bekomme ich, wenn ich das esse?«
»Nix!«
»Opa, willst du?«
Auch sie reicht weiter. Opa isst die ganze Schüssel leer und fragt: »Gibt's noch mehr?« Genau wie mein Mann: »Den kannst du öfter machen.«
»Schicken wir die Kinder dann ins Waisenhaus, oder wie ist der Plan?«
Die nächsten Tage werden bunt auf dem Teller, und ich summe in der Küche und bürste glänzende Haare und lache viel und laut. Bis zu dem Tag, als Karlotta weinend aus der Schule kommt: »Hase, was ist denn mit dir los?«
»Lilly erzählt überall rum, dass du Moorwasser trinkst. Und jetzt rufen mir die Jungs Moorleiche hinterher!«
»Wer macht das?«

»Dustin und Jonny!«
Dustin und Jonny habe ich gefressen wie zehn Stück Schmierseife. Genau wie ihre solariumverbrannte, kettenrauchende, weiß blondierte Mutter, die entweder raucht oder telefoniert. Da wird oral kompensiert – entweder bis zum letzten Filterpartikel oder bis der Akku qualmt. In jedem Fall haben die Jungs keinen Anstand, hauen Mädchen, werfen mit verbalem Dreck um sich, der wesentlich unappetitlicher ist als Moor zum Trinken, und sehen jetzt schon aus wie Türsteher aus dem Rotlichtmilieu. Aber nicht mit mir. Mein basisches Ich freut sich schon.
»Hey, Jonny, wir müssen uns mal unterhalten.« Ich stehe unten am Klettergerüst im Schulhof, der ältere der beiden Brüder turnt oben auf der Plattform, während er herunterbrüllt: »Wieso denn?«
»Weil ich das sage. Komm bitte runter.«
»Nö!«
»Entweder du kommst runter oder ich rauf. Und dann kannst du mit mir anstoßen – ich habe etwas Moor dabei.«
Jonny steht plötzlich neben mir. Ich wette, das Weiße in meinen Pupillen ist durch das viele Gemüse weißer als sonst und blitzt bedrohlich.
»Ich erkläre es dir nur einmal, also hör gut zu: Du hast gehört, dass ich Moor trinke? Das stimmt! Und weißt du, warum ich das tue? Ich bekomme davon Superkräfte.«
Ist ja nicht mal gelogen, denkt ein Stimmchen tief in mir drin. Denn meine derzeitigen Hauptnahrungsmittel sind kaum zu toppen: Gemüse wie Brokkoli und Spinat stimulieren nämlich das Gehirn, Obst wie Äpfel und Blaubeeren steigern die Konzentrationsfähigkeit, und Nüsse stärken mit ihren Omega-3-Fettlieferanten die Nerven.
»Und wenn du Karlotta weiterhin ärgerst, werde ich diese Kräfte auch benutzen.«
»So ein Scheiß! Superkräfte gibt es nicht!« Jonny ist ganz lässig.

»Da hast du recht. Superman gibt es nicht, den Osterhasen und den Weihnachtsmann auch nicht. Aber hast du jemals jemanden getroffen, der Moorwasser trinkt?« Er guckt mich etwas verdutzt an. »Ich würde es lieber nicht drauf ankommen lassen. Ansonsten kann ich dir einen Tipp geben: Superkräfte öffnen einem Tür und Tor. Und wenn du dich weiterhin schlecht benimmst und Karlotta ärgerst, würde ich in Zukunft lieber öfter unter mein Bett gucken. Am besten immer zweimal: bevor du dich aufs Kissen legst und kurz bevor du einschläfst.« Damit lasse ich den Mini-Proleten stehen. Erwähnte ich es schon? Ich liebe Kinder. Aber hauptsächlich meine eigenen. Die Frauen, die in Liebe zu allen Rotzlöffeln entbrennen, werden meistens Kindergärtnerinnen. Nicht Reporterin. Sie wissen, was ich meine?

Als ich am nächsten Tag aus dem Bad komme und vergnügt auf meinen viel basischeren Teststreifen gucke, steht Lilly vor mir: »Ich hab Hunger. Könnte ich etwas zu essen haben?«

»Klar. Käsebrot?«

»Ja. Toll.«

»Aber ich habe kein Mischbrot, und der Käse hat Löcher.«

»Das macht gar nichts. Kein Problem. Ich geh spielen, bis es so weit ist.«

Es gibt solche Tage und solche. Heute ist einer der pH-neutralen. Mit Superkräften. Darauf eine unbasische Pizza!

Was bringt denn jetzt intermittierendes Fasten?
Oder: Ein Vormittag in Eymens Mokka-Bar

Warum gibt es diese Tage, an denen man aussieht wie sein drei Tage durchgefeiertes Ich, um dann seinem Ex, Kollegenschwarm oder Chef über den Weg zu laufen? In meinem Fall ist es mein Teenagerflirt Max von 1993, der aber sehr 2018 aussieht. Familienvater statt Eislaufdisco. Enges Jackett statt XL-Holzfällerhemd. Ein paar männliche Stirnfalten statt Pubertätspickeln. Graue Strähnen statt Topfschnitt.
»Anna! Wie schön! Wie geht es dir?«
»Supa!« Ich schlucke das »R« weg, denn heute faste ich. Intermittierendes Fasten, Sie wissen schon. Nein? Okay, Details gleich. Jetzt sorge ich mich erst einmal, dass ich Mundgeruch haben könnte. Ist nämlich eine Begleiterscheinung beim Fasten.
»Ich hab dich ein paarmal im Fernsehen gesehen. Sehr charmant, deine Moderation.«
»Danke. Und was machst du so?«
»Ach, im Moment Urlaub. Wir wollen für drei Monate mit den Kindern in die Karibik.«
»Großartig.«
»Wollen wir einen Kaffee trinken gehen? Ich habe noch eine halbe Stunde?« Ich nicke wie ein Wackeldackel. Ich liebe meinen Mann, aber einmal wieder 13 sein und ein paar Komplimente mitnehmen, nachdem man den Teenagerflirt das letzte Mal zwischen Abi und Schwangerschaft gesehen hat, ist auch nicht ganz verkehrt, oder? Das Schöne an meinem Fasten ist: Ich darf fasten, wie ich will. Kaffee ist erlaubt, habe ich gerade beschlossen. Im Prinzip ist eigentlich der einzige Plan, so lange nicht zu essen, bis der Magen knurrt. Und da es sich schlafend doch viel leichter fastet als am Tag, ist bei 14 Stunden Fasten

der Nachtschlaf mit eingerechnet. In der Zeit darf mein Körper sich erholen, Hausputz betreiben, sich freuen, dass er kein schweres deutsches Frühstück verdauen muss. Wie lange ich das vorhabe? Solange es mir gefällt.

Inspiration für die Nummer ist meine Freundin und Ex-Kollegin Kim. Die fastet nämlich immer wieder mal vor sich hin, seit wir mit Mitte 20 zusammen am *RTL*-Moderatorinnen-Tisch im Großraumbüro in Hamburg saßen. Sechs Damen an einem Tisch, von denen damals einige so nett waren, dass sie dich mit Küsschen begrüßten und dann beim Umdrehen der Nachbarin zuzischten: »Dieses Miststück!« In dieser Schlangengrube saß also Kim mit mir und war erfrischend ehrlich und loyal.

Und das hat sich auch nach zehn Jahren nicht geändert. Neulich beim Spontan-Kaffeeklatsch: »Annalein, ich habe Dinner Cancelling ausprobiert, inzwischen setze ich das Frühstück aus. Meal Skipping ist so gut für den Stoffwechsel, und wenn ich abends nichts mehr esse, bilde ich mir ein, ich wache schöner auf. Die Augen sind fitter, der Teint ist klarer, der Körper erholt sich in der Pause einfach besser. Und seien wir mal ehrlich: Ab 40 braucht das Gesicht doch morgens länger, um aufzuwachen. Auch ein Grund, warum du mich nie zum Brunch treffen wirst. Aber ich lasse ja jetzt das Frühstück ohnehin weg. Abendessen geht jetzt wieder.«

»Und hast du keinen Hunger?«

»Nö. Ich bin zwar eine verfressene Lebefrau, aber ich kann auch statt richtig reinzuhauen einfach gar nichts essen. Das geht gut – auch wenn's verrückt klingt. Probier's aus.«

»Und wenn ich es nicht schaffe?«

»Warte einfach so lange es geht mit der nächsten Mahlzeit. Und wenn es nicht klappt – egal. Das ist doch das Schöne am Nicht-mehr-20-Sein, das Altersegal! Man hat einen großen

Mittelfinger im Kopf, und den zeigt man allen, wann immer es erforderlich ist. Und zur Not seiner eigenen Disziplin.« Ich liebe Kims Philosophie. Und die Einfachheit des Vorhabens reizt mich sofort.

Kurzzeitfasten am Morgen als Verlängerung der Nacht ist für alle Frühstücksfans und Gewohnheits-Höhlenmenschen die Hölle! Ohne Frühstück? Ohne vermeintliche Energie in den Tag? Dabei ist nach einem deutschen Frühstück ja eher Fresskoma angesagt!

Nicht zu essen kann wie Medizin sein laut aktueller Studienlage der Uni Graz. Kurzzeitfasten kann Krankheiten heilen, die Stimmung heben, uns schlank machen, den Körper verjüngen und Demenz oder Rheuma vorbeugen, lese ich. Schon nach besagten 14 Stunden kehrt nämlich die innere Putzarmee vor der eigenen Haustür. Und inklusive Nacht komme ich gerade auf mindestens 15 Stunden, ich Rebellin. Das Beste daran ist: Das Nichtessen ist super integrierbar in meinen Alltag. Für Kind eins mit dicken Klüsen um 6.30 Uhr Pausenbrote schmieren für die entsetzlich viel zu frühe Grundschule, nicht essen, fertig. 8.00/9.00 Uhr: sich nach nochmaligem Schlafen oder Dösen von Kind zwei mit Brei bewerfen lassen, ein paar Löffel versenken, nicht essen, fertig. Alles ganz einfach. Hunger habe ich eh keinen vor Müdigkeit. Mein Blutdruck ist noch so im Keller, dass ich höchstens an Kaffee oder grünen Tee denken kann.

Und da wären wir wieder, Max und ich sitzen inzwischen in einer Mokka-Bar: »Ich finde ja, Mitte 30 ist ein geiles Alter. Du fühlst dich wie 20 – nur mit Geld und Kindern. Ich bin total zufrieden! Älterwerden rockt – wer will auch ewig Clearasil-Endgegner bleiben?« Max ist so was von wach.

»Hmmm«, brumme ich mit geschlossenen Lippen. Und nuschele einen Ein-Wort-Satz: »Bringtjetzteinerkaffee?« Tatsächlich sind wir in einem kleinen, süßen Café gelandet, das ein türkischer Freund von Max betreibt. Total in: Eymens Mokka.

»Du nuschelst so. Oder höre ich schlecht?«, zwinkert Max und sieht dabei aus wie Patrick Dempsey, nur ohne Arztkittel. Sein Telefon klingelt, und er verabschiedet sich kurz nach draußen. Meine Chance. Ich gehe rüber zur Bar. »Eymen, wo bleibt denn der Kaffee? Ich bin ja schon so gespannt auf euren Mokka?«, flöte ich. »Ja, die Maschine spinnt gerade. Moment noch …« Eymen bastelt hinter der Bar herum. »Sorry, bin gerade nicht so schnell – ich faste gerade.«

»Du auch?«, platze ich heraus.

»Ja, logo, is Ramadan, man«, lacht Eymen.

»Okay, ich faste auch gerade, allerdings eher als Selbstversuch mit verlängertem Nicht-Frühstück. Und ich habe gerade total Panik, dass ich deshalb Mundgeruch habe.«

»Echt?« Mein Gegenüber lacht verzückt. »Sag doch was! Ich gebe dir eine Zitrone. Die musst du auslutschen. Das hilft. Mokka kommt auch gleich. Ich find's total cool, dass du das machst, übrigens.«

»Danke!«, nuschle ich in meine Zitrone hinein.

Hätte mir jemand vor einem Jahr gesagt, dass ich das mit dem Intervallfasten mal freiwillig ausprobiere, hätte ich ihn vermutlich laut ausgelacht. Und zwar die Art von Auslachen, wenn jemand etwas behauptet, das nicht weiter von der eigenen Wirklichkeit entfernt sein könnte. Wie Häkelgardinen am Küchenfenster. Wie jeden Tag Jogginghose in der Öffentlichkeit tragen. Oder wie Penisköcher aus Papua-Neuguinea bei Amazon bestellen. Dabei ist Intervallfasten ja nun simpel wie billig. Man gibt kein Geld für teure Shakes, Tees oder andere Lebensmittel aus! Und die Beweise für die Sinnhaftigkeit vermehren sich bei meinen Recherchen wie Einzeller: Zum Beispiel haben amerikanische Zellforscher – die Amis, mal wieder – zwei Gruppen von Mäusen täglich mit der gleichen Kalorienmenge gefüttert. Einziger Unterschied war, dass die eine Gruppe nonstop essen durfte, die andere nur zehn Stunden am Tag. Die Ratten aus der ersten Gruppe wurden dick und leberkrank, die aus der zweiten blieben schlank, fit und schafften im Laufrad doppelt so viele Runden wie die dicken. Es kommt also durchaus auf Timing und Rhythmus an.

Übrigens heißt der Profibegriff für das, was im Körper beim Fasten nach 14 Stunden passiert, Autophagie, falls Sie mal angeben wollen. Kommt aus dem Griechischen und heißt so viel wie »sich selbst verzehrend«. Denn der Körper recycelt einfach, was er findet. Das können auch geschädigte Proteine oder Zellen sein. Dabei bekämpft er alles, was im Weg steht: Viren, Bakterien, Infekte, Entzündungen – und damit letztlich auch das Altern. Ganz unlogisch ist das ja nicht. Als wir in der Steinzeit unser Fleisch erlegt haben, gab's halt einmal Tier bis zum Umfallen. Und dann kam erst mal kein Säbelzahntiger mehr vorbei. Oder er hat uns gefressen, wenn wir Pech hatten. Und dann hockte man in beiden Fällen genervt in der Höhle und bekam vorerst nichts. Über viele Tage. Hätten wir das nicht ausgehalten, könnte ich 2018 nicht in meine Tastatur hacken. Der Mensch kann es also offensichtlich ab, eine Weile nichts zu essen. Und dann ist man auch noch doppelt so schnell im Hamsterrad?

Mega, wie man neudeutsch bei der *RTL*-»Bätschlorett« sagen würde. Die Heinzis, die da ihre Waschbretter in die Kameras halten, machen bestimmt eher Diät, als zu fasten. Aber lasst es euch gesagt sein, »Dschigolos«: Diäten sind Mist. Gewohnheiten zu ändern ist der Trick. Und hie und da länger nichts zu essen ist einfacher. Ist nämlich in unserer Genetik so vorgesehen. Steinzeiterbe und so. Lässt sich übrigens sogar trainieren, wie ich nach der Geburt meiner Töchter gemerkt habe. Denn welche frischgebackene Mutter frühstückt schon regelmäßig, wenn so ein Winzling ihr Leben, ihren Schlaf- und Essensrhythmus dominiert? Genau. In den ersten Lebenswochen meiner Mädels bin ich zu nichts gekommen. Zumindest, was mich angeht. Und ich schwöre, ich bin nicht verhungert! Bin immer noch da. Und auch wenn ich die meisten Religionen für bekloppt halte, die Gläubigen fallen nach den Fastentagen ja auch nicht um wie die Eintagsfliegen.

Eymen holt mich gerade genau da ab: »Nee, im Ernst, Muhammad, Jesus, Buddha, die sind ja nicht auf der Wurstpelle dahergeschwommen. Die haben's voll drauf. Ich mag Ramadan. Und jetzt macht Anna Funck auch mit. Klasse.«
»Na ja, ist ja eine abgespeckte Version, was ich hier betreibe, aber ich muss sagen, es fühlt sich richtig gut an. Ich bin voller Energie und habe noch immer keinen Hunger. Und wenn er mich irgendwann so richtig überfällt, dann esse ich etwas. Aber eben erst dann.«
»Bin ganz bei dir. Die Menschen hinterfragen ihre Ernährung ohnehin zu wenig – oder zu viel – und machen dennoch alles falsch. Ich überleg momentan, Veganer zu werden. Die Halāl-Schlachtung ist auch nix.«
»Wow«, sage ich.
»Wow«, sagt Max hinter mir. »Ihr habt ja Themen. Du willst kein Fleisch mehr essen?«
»Anna will's auch reduzieren,« sagt mein neuer bester Fasten-Freund Eymen.
»Echt?« Max sieht mich ganz enttäuscht an. »Ich wollte dir gerade erzählen, dass ich unter die Jäger gegangen bin. Und ob du mich mal auf einer Jagd begleiten willst? Ich weide auch selbst aus. Beim Ausbluten stoßen wir immer an. Danach essen wir alle zusammen. Zunge oder Leber. Sehr stimmungsvoll. Und ganz im Ernst: Ohne Fleisch geht doch gar nichts. Wir grillen das ganze Jahr. In Hamburg isst man mittags beim Businesslunch Königsberger Klopse oder Schnitzel. Was für eine

Welt wäre das ohne Fleisch – auch für meine Kinder?« Kurz stelle ich mir seine Kinder wie drei kleine Ferkel am Allesfressertrog vor – ich kann nicht anders –, um dann festzustellen, dass hier etwas gekippt ist. Mindestens die Stimmung. Der Jugend-Eisdisco-Flashback ist zu Ende. Und das, wo ich doch gerade im Fastenhoch meiner Ess-Auszeit bin!

»Na ja, komplett ohne Fleisch hatte ich nicht vor. Eher so ›as vegan as possible‹, mit Ausnahmen eben. Und hin und wieder ein kleines Stück Steak oder Chateaubriand reicht ja, es muss ja nicht so ein Teil sein, das den ganzen Teller einnimmt. Im Prinzip wollte ich nur den Gemüseanteil gorillamäßig hochschrauben.« Ich lächele meinen alten Flirt an, gedanklich so wie Dr. Grey Dr. Shepherd kurz vor der OP, aber es ist zu spät für uns. Max knirscht kurz mit dem Kiefer: »Alles unter 400 Gramm ist doch Carpaccio. Und davon kann man sich nicht ernähren. Tut mir leid, aber diese veganen Trottel sind doch alle unterernährt und proteinarm. Du, meine halbe Stunde ist jetzt leider vorbei. War schön, dich gesehen zu haben.«

PS: Eymen und ich haben übrigens noch einen sehr netten, unterhaltsamen Vormittag über dampfendem Mokka verbracht.

Eat clean. Pray. Love?
Oder: Anna isst clean

»Anna, ist das zu fassen? Trotz Laubschmiere und Nieselregen sind hier Liegeradfahrer unterwegs! In Jack Wolfskin verschnürt und mit Epileptikerhelm aufs vegane Rad geschnallt. Ich sitze trocken im Porsche. Aber möchte skandieren: Wir sind hier kurz vor Bürgerkrieg, wenn die mich weiterhin aus dem toten Winkel nerven!«

Ich halte mir Sascha ans Ohr, während ich versuche, die Gartenmöbel dingfest zu machen. »Bürgerkrieg? Echt? War für heute aber nicht angesagt. Eher heftiges Unwetter.« Tief Brunhilde ist im Anmarsch – Sturm mit Starkregen und Böen mit mehreren Hundert Stundenkilometern. Meine ganze Kindheit über kannte ich so was nicht, aber seit ein paar Jahren sind die Stürme vollkommen normal. Welcome to the Klimawandel.
Meine Kinder gucken mich aus großen Augen durchs Fenster an, während ich im Garten umstelle, stapele und alles in Sicherheit bringe.
»Anna! Ich bitte dich.« Sascha holt Luft, um dann verbal Vollgas zu geben, nachdem es offensichtlich hinter ihm hupt: »Ruhe dahinten! Entschuldige, ma chère.« Während der Rest der Republik zu Hause bleibt, wie in den Medien empfohlen, fährt Sascha zu Altadeligs und berichtet darüber, wie der Adel daheim bleibt. Beitragstitel: »Unwetteradel«.
»Lächle doch einfach. Das wird sie treffen«, empfehle ich. Und sehe eine Mülltonne fliegen. Daraufhin beschließe ich den blitzschnellen Rückzug ins Haus.
»D'accord. Töten kann ich sie ja nicht. In diesem Sinne: Pass auf dich auf und provoziere Brunhilde nicht!«
An diesem Tag geht es tatsächlich ganz schön zur Sache – und die ganze Nacht auch. Die Eichen in unserem Garten biegen sich um die Wette, die Äste kratzen am Dach wie kratzbaumverliebte Kätzchen. Als der Wind sich legt, bleibt das Chaos: Zwei Menschen wurden in ihren Autos unter Baumstämmen begraben, die Bahn fährt nicht mehr, Bäume und Strommasten müssen von den Straßen geräumt werden.
Karlotta macht große Augen, als sogar die Schule ausfällt. Und noch größere, als wir einkaufen gehen und die Regale nicht alle aufgefüllt sind. »Mama, meine Lieblingsschokolade ist nicht da. Und Kinderkäse auch nicht.« Tatsächlich hat unser Bio-Markt Lieferengpässe. »Dann improvisieren wir eben«, schlage

ich vor, und wir gehen in eine große Kette. Sofort fällt mir auf, wie bunt es hier ist. Und irgendwie landen ganz andere Lebensmittel im Einkaufswagen. Abgepackte Würstchen. Milchschnitte. Frostis. Igitt. Kuhmilch. Die Liste wird immer länger. Brunhilde, du Miststück, denke ich gerade, als Karlotta mir mein Telefon reicht: »Mama, du klingelst! Sascha! Hörst du schwer? So alt bist du doch noch gar nicht?«
»Annaaaa! Bei Adeligs ist der Teufel los. Heute Abend ist eine Soirée geplant, und jetzt hat der Caterer einen kaputten Lieferwagen und kriegt es nicht auf die Reihe, den Kaviar anzuliefern. Unglaublich, was? Alles wegen Brunhilde. Seid ihr okay?«
»Ja, alles bestens. Vielleicht sollte man einfach selber anbauen. Kleine Störzucht anlegen, kleinen Gemüsegarten in meinem Fall ...«
»Du bist verrückt. Ich muss weiterdrehen. Adieu.«
Karlotta und ich schieben weiter durch den Markt, sie singend, ich kurz vor Augenkrebs. Und doch lässt mich der Gedanke nicht mehr los: Warum haben wir uns das Leben so kompliziert gemacht? Warum nicht direkte Wege gehen? Kurze regionale Wege? Warum verpesten wir die Umwelt mit endloser Transportlogistik, verändern dabei das Klima, weil wir den Deckel für den Joghurt aus Polen, den Joghurt aus Bayern und die Erdbeeren aus Madrid ankarren müssen – und regen uns dann auf, wenn die Natur uns einen Denkzettel verpasst? Hätte ich einen kleinen Garten, könnte ich mein eigenes Gemüse ernten. Heimisches auf dem Teller ist übrigens die Philosophie der sogenannten »Clean Eater«. Die wollen's regional und ohne Zusatzstoffe.
Ähnlich wie René Redzepi, der Küchenchef des besten Restaurants der Welt. Ja, das gibt es. Name: Noma. Wo: in Kopenhagen, wenn es nicht gerade für sechs bis acht Wochen mal woanders aufpoppt. Das nennt man dann Pop-up-Restaurant. Das Noma hat sich den Titel »bestes Restaurant der Welt«

mehrfach geholt und kocht nur mit dem, was vor der Haustür blüht, wächst und wuchert. Und das in Skandinavien. Gar nicht so einfach, möchte man meinen, und dennoch ist dieser Laden über Jahre ausgebucht. Auch, wenn eine Person nicht unter 600 Dollar satt wird. Wenn das weltbeste Restaurant also nur mit heimischen Dingen kocht – warum dann in die Ferne schweifen? »Wenn wir essen, essen wir Licht und Wetter«, hat René mal zu Sascha gesagt, als er mit ihm gedreht hat. Warum also nicht unser regionales Wetter essen? Alles andere bringt uns doch nur durcheinander! Und überhaupt: kommt doch mal alle runter. Clean Eating ist eigentlich Tante-Emma-Laden und Bauer Hubert von nebenan – sauberes, reines Essen. Alles frisch, nix fertig. Und: keine Zusätze, keine Geschmacksverstärker, keine Süßstoffe, keine ungesunden Fette oder Alkohol. Je kürzer die Zutatenliste, desto cleaner. Alles klar, bin einverstanden, aber man kann es sich auch modisch trendy reden, oder?

Irgendwie habe ich plötzlich Sehnsucht. Sehnsucht nach der Einfachheit. Und zwar komplett. Clean und simpel. Regional und saisonal. Als man einfach nur gegessen hat. Als es noch keine Paleo-flexitarisch-ohne-Fructose-Bestellungen gab und man einfach nur Kaffee und keinen Vanilla-Cream-Frapuccino mit lactosefreier Mandel-Soja-Kokosnuss-Milch und Karamell-Erdbeerproteinpulver-Topping bestellt hat. Ich gebe zu: Ich experimentiere gerne mit meinen Mahlzeiten, es macht mir meistens Spaß, und ich freue mich über jeden Funken neuer Energie, der sich dabei entzündet, über sich davonschleichende Augenringe und ein feines Hautbild und tieferen Schlaf, aber ich will auch nicht zu den ganz Bekloppten gehören. Will nicht übertreiben, sondern entspannt bleiben. Nicht schon ein schlechtes Gewissen haben, wenn ich mal eine Scheibe Brot mit Weizenanteil esse. Ich will es nur richtig machen – und ein paar Tricks für meine Familie und mich nutzen.

»Jetzt haben die den Kaviar tatsächlich per UPS anliefern lassen!« Sascha lacht am anderen iPhone in seine Zigarette.
»Ich bin dagegen. Denn ich bin ein Clean Eater.«
»Ist das ansteckend? Dann lege ich auf.«
»Nein, eigentlich bin ich das schon immer, denn es bedeutet nur, dass du lange Transportwege meidest und regional einkaufst, dass du das isst, was heimisch ist – ohne Zusatzstoffe.«
»Das mache ich doch auch. Wenn ich meine Wildschweine im Harz schieße und mit meinem Nachbarn Guido selbst Wurst mache, ist das quasi im Garten hinterm Haus. Und mein Kaviar lagert rein und sauber im Keller. Kürzer kann der Weg auf den Teller nun wirklich nicht sein.«

Ausflug in die Ayurveda-Küche
Oder: Wie man Agni bei Laune hält

»Ich dachte, das schmiert man sich ins Gesicht?« Sascha sitzt stirnrunzelig über meinem Kräuterrisotto. »Ayurvedisch ist gerade nicht so hip wie zuckerfrei oder vegan – aber das gibt's. Iss das jetzt.« Ich zumindest bin hin und weg von dem, was ich da gehackt und gerührt habe. Sascha nippt erst mal am Bio-Weißwein. »Doch. Der ist délicieux. Dann kriege ich vielleicht auch das Risotto runter. Kann ich vorher noch kurz einmal zum Auto gehen …?«
»Nein. Du willst nur rauchen und dich dann mit dem Inhalt der großen Fischeier-Dose vorbeugend vollstopfen. Ich habe deinen Imperial-Öffner konfisziert. Iss.« Heute bin ich streng.
»Und wieso jetzt genau ayurvedisch?«

Rückblick: Ich steige in Zürich in den Flieger. Ein Wahnsinnsdreh liegt hinter mir, 16 Stunden am Stück. Thema: Anna testet ein neues Auto, das der Hersteller als »Supercoup für jeden« anpreist. Es war ein toller Job, aber auch mit vielen Pannen und deshalb wenig Schlaf. Also wanke ich auf meinen Sitz mit Upgrade und freue mich, dass es nach Parfüm und gestärkten Hemdkrägen duftet. Ein Hauch von Aktentasche und 4711. Hin ging es über Dresden. Da bekommt man immer Rucksäcke ins Gesicht, wenn alle anderen boarden. Gerne mit der Bemerkung: »Mach mal Blatz, du Voochel! Und setzschdhin!« (Für alle, die noch nicht in Sachsen gelebt haben: »Mach Platz, du Vogel, und setz dich hin!« Ich habe eine Weile gebraucht, bis ich die Übersetzung draufhatte.) In Zürich steigen hauptsächlich Berufspendler nach Hamburg ein. Nur neben mir lässt sich eine sehr elegante ältere Dame nieder. Geschmackvolles Make-up, toller nachtblauer Hosenanzug, voller Energie. Sie guckt mich an, während ich gähne, und sagt: »Kenne ich. Hatte ich auch, bevor ich mit Ayurveda anfing. Immer diese Müdigkeit.«
Ich will gerade sagen: »Na ja, ich schlafe nicht viel, habe ein Baby und arbeite …« Komme aber nicht zu Wort.
»Ich sage Ihnen: Ich bin ein neuer Mensch: meine Haut, mein Körper, mein Stoffwechsel, alles verjüngt. Aber was mich so richtig fasziniert hat, ist die Verdauung, die man dadurch bekommt. Es ist das Essen, für das der Körper gemacht ist. Als würde einen das ganze Universum wieder lieben wie ein Kind. Ayurveda übertrumpft Genetik – merken Sie sich das! Dazu noch eine Darmspülung! Das ist das neue Botox. Das ist nämlich für den Arsch, also von der Effizienz her gesehen, nicht real …«
»Aha?« Ich muss grinsen. Diese Frau ist klasse. Und als mir gerade 1000 Fragen kommen und mein Gehirn langsam anläuft, kommt eine Blondine herangerauscht und legt los: »Das

ist nicht die Frau von der *BUNTEN!* Die sitzt hinten. Reden Sie kein Wort mehr, Frau Von-und-zu-Siegelring!«
Ich bin baff. Die Dame neben mir scheint einem bekannten Adelsgeschlecht anzugehören – ich habe sie nur nicht erkannt. Die Blondine ist wohl so was wie ihre Assistentin und hält mich für eine Klatsch-Redakteurin.
»Ach!« Meine Sitznachbarin schaut pikiert. »Wollten Sie mich aushorchen?«
»Ich?«, frage ich blöd – und muss laut lachen. »Nichts liegt mir ferner. Aber es war interessant.«
»Schätzchen, machen Sie das trotzdem mit dem Ayurveda. Und: nicht an so ein Billigblättchen verkaufen, ja?« Zwinkert, und weg ist sie, auf dem Weg zur echten Redakteurin, die sie bestimmt auch gleich mit ihrem Ayurveda-Trip bekehren wird.

»Und deshalb muss ich jetzt Mango-Möhren-Kokos-Suppe essen?«
Sascha guckt Karlotta mitleidig an. »Wollen wir Burger essen gehen?«
»Höchstens als Dessert!« (Das war ich!) »Probiert doch mal. Ich sag's auch keinem!«
Als ob Ayurveda so schlimm wäre. Es ist die bisher entspannteste Trend-Ernährung. Seit meinem Ritt durch den Food-Dschungel habe ich selten so wenige Verbote gehabt. Vielleicht, weil Ayurveda gar kein Trend ist, sondern uralt. 3500 Jahre, um genau zu sein. Hat meine Nachbarin Hanne schon in den 80ern gemacht. Und eigentlich muss ich mich nicht besonders verbiegen. Yoga lasse ich aus Zeitgründen, und weil's nix für mich ist, weg und koche einfach nach Rezept. Meist vegetarisch. Aber das stört keinen, außer meinen Mann. Der bekommt dann eben Chorizo als Beilage. Das Schöne: Im Großen und Ganzen essen alle gut mit. Gemotzt wird sowieso, aber es geht keiner hungrig ins Bett. Das entspannt mich. The-

resa will sogar manchmal Nachschlag. Leider wird es nicht so bleiben, aber das weiß ich da ja noch nicht …

Nach kurzer Dosha-Analyse steht fest: Ich bin ein energetischer Pitta-Typ mit etwas Vata. Übersetzt heißt das: viel Feuer (Pitta) gepaart mit Luft (Vata). Darüber hinaus gibt es noch Kapha (Erde), das ist wohl eher nicht so meins. Ich renne gern, schlafe mies oder nie (okay, liegt auch ein bisschen an Theresa), bin schnell gestresst. Da muss Tempo raus! Ansonsten finde ich die Regeln völlig okay und umsetzbar: morgens Hafer-Obst-Brei, bitte nicht zu früh, sonst streikt Agni, das Verdauungsfeuer. Von Kaffee davor hat ja keiner was gesagt, oder? Den gönne ich mir, denn Agni verpennt sonst bestimmt den Tag komplett. Nach dem Brei bin ich satt, aber nicht geplättet, und habe genug Energie, alles vom Boden aufzuklauben, was das Baby runtergeworfen hat. Leider den kompletten Haferbrei. Der klebt richtig schön. Bald kratze ich mit einem Messer die eingetrockneten Flocken, die ich vorher übersehen habe, vom Fensterrahmen ab.
Dann trinke ich viel warmes Wasser oder Ingwerwasser, während ich den Kindern Eierkuchen mit Mandelmilch mache. Zwischendurch gibt es Rohkost. Die sammele ich dann auch wieder vom Boden ein. Immerhin hat Karlotta die Möhren- und Kohlrabi-Sticks gegessen. (»Aber das richtige Essen ist nicht wieder nur mit Ingwer?«)
Auch Süßes ist übrigens in Maßen okay. Ich gönne mir Bio-Mousse-au-Chocolat-Kuchen. Göttlich. Abends koche ich warm. (»Schon wieder, Mama?«) Gern Suppe. Für die Kinder Bratkartoffeln, oder es gibt Käsebrot. (»Gott sei Dank!«) Nur stelle ich irgendwann durch die ganzen Ersatzmahlzeiten für die Kinder fest: Mein Leben findet nur noch in der Küche statt. Rausgehen? Freunde treffen? Mal ein Schwätzchen an einer Kasse oder Saftbar zumindest? Nicht drin. Der bisher ein-

zige Nachteil, denn die Mahlzeiten sind einfach wie lecker. Nur essen langsam immer weniger mit.
Käse mögen die Ayurvedis übrigens nicht so. Leider mag Theresa den auch nicht, geschweige denn das Brot darunter oder Kartoffeln. Das Ersatzessen wird plötzlich nicht mehr akzeptiert. Bam. Bam. Bam. Überall liegen Kartoffeln. Dazwischen Brotfetzen. Eigentlich mache ich doch Yoga, denke ich, am Boden hockend. Ist eine Mischung aus der Katze, der Brücke und dem einsammelnden Trottel.
Fürs Baby koche ich also Gemüse mit Reis oder backe Eierkuchen aus Bananen und Haferflocken. Das läuft so weit. Langsam verschmelzen die Küche und ich. Täglich mehrfach das Waschbecken sauber machen, die Schneidbretter spülen, die Schüsseln, die Geräte, die ich so oft brauche, dass sie nicht ständig in die Spülmaschine können. Existiere ich noch? Doch. Von innen betrachtet fühle ich mich tatsächlich gut. Irgendwie so warm. Aber ich esse ja auch ständig warm. Es tut gut. Sehr sogar. Ich bin immer angenehm satt, nie voll. Ob ich besser schlafe, kann ich nicht sagen. Das Baby macht ja kein Ayurveda. Aber meine Nerven sind super. Lässig-schlaftrunken schreite statt stolpere ich nachts zur Milchflasche. Ruhig und gelassen sammle ich alle Alternativ-Mahlzeiten auf. Mehr geht ja nicht!
Kuhmilch in den Rezepten ersetze ich durch Mandel- oder Reismilch, ansonsten scheint es keine Dogmen zu geben. Selbst Zucker und Crème fraîche nehmen die Yogis. Außerdem ist ayurvedisch Kochen mit sehr viel Ghee, also ausgelassener Butter, und Kurkuma verbunden. Das muss überall rein. Aber das ist auch klug, Kurkuma ist ein Supergewürz, bekämpft Krebszellen, macht eine tolle Haut, merzt Entzündungen gleich aus, egal welcher Art, ein Superman unter den Ingwergewächsen. Allerdings könnte man das auch in Smoothies einbauen, dafür braucht man keine indische Ernährungslehre.

»Mama, wie lange müssen wir das jetzt machen?«, fragt mich Karlotta an dem Abend, als wir mit unserem Freund Rainer vor einer Süßkartoffel-Fenchel-Suppe sitzen und ich schon überlege, was ich mache, wenn das Baby wieder mit dem Schmeißen anfängt. Mein Mann sitzt übrigens noch im Büro und isst Erdnussflips.
»Ab morgen sind wir fertig.« Huch! Habe ich das gesagt?
»Das ist ja toll«, freut sich mein Schulkind.
Und Rainer bohrt: »Warum jetzt genau morgen schon?«
»Ich bin das Essen-Schmeißen leid. Und das Auf-dem-Boden-Herumkrauchen und das Für-jeden-etwas-anderes-Kochen und das Mit-der-Küche-symbiotisch-Leben.« Zufriedene Stille.
Könnte schwören, das Baby und Karlotta haben gerade einen gedanklichen High five über einen schwesterlichen Blickwechsel ausgetauscht.
Unter uns: Ayurveda kann man echt machen. Wirklich. Nur besser als Single. Und ansonsten am besten mit Angestellten. Es reichen ein, zwei Köche, eine Putzkolonne und ein Ghee-Hoflieferant.

Zuckerfrei mit Kindern? Ernsthaft?
Oder: Ein wilder Abend in der Teebar

»Mama, kann ich was naschen?«
»Klar, ich hab hier etwas Wunderbares für dich.«
»Das da? Ich dachte, das wäre fürs Vogelhaus?«
Meine Große ist entsetzt, dass ich ihr ernsthaft Dattelpralinen anbieten will. Zugegeben, noch kann ich mir auch nicht vorstellen, dass wir die gerne statt Schokolade essen werden, aber wenn man's nicht probiert, kommt man ja nie los vom Zucker.

Karlotta ist immerhin so aufgeschlossen, dass sie ein Bällchen in die Hand nimmt, dran riecht und hineinbeißt. Ich bin stolz auf meine Große. Sie probiert immerhin. Und wer weiß, vielleicht schmeckt es ihr, vielleicht naschen wir bald viel weniger und essen gesünder und ...»Mama, kann ich das ausspucken?« Wäre das ein Fernsehbeitrag, ich hätte im Schnitt mit dem Cutter dieses alte Kassetten-Rückspul-Geräusch druntergelegt. Und alle Farben rausgezogen. Welcome back to reality!
Und so landet die kleine handgerollte Kugel aus Datteln, Haferflocken, Mandelmehl, etwas Kokosöl, Zimt, Kakao und Sesammantel im Müll. Oder ein Teil davon. Und Sie denken jetzt: Auf welchem Trip ist sie denn heute?

Das kam so: Meine Freundin Julia und ich wollten es mal so richtig krachen lassen. Beide Mütter, beide berufstätig, beide im Dauerstress, beschlossen wir, etwas Ungewöhnliches zu machen. Wir haben den Männern Kinder und Hund aufgezwungen und planten, in eine Bar zu gehen. Wir wollten wild und unvernünftig sein.

Das Erste, was Julia sagt, als sie mich zu spät abholt: »Sorry, aber Jax (ihr Sohn, 2) hatte einen Wutanfall, da konnte ich nicht weg, jetzt schläft er, Pete hat zum Glück noch gekackt (ihr Hund), Olli (ihr Mann) hat gegessen, jetzt bin ich so weit.« Ich muss laut lachen. Wir sind solche Glucken geworden – ich mag uns aber immer noch.
Und an diesem Abend gibt es ja mal Kontrastprogramm: Wir gehen in ein 5-Sterne-Hotel, in dem wir noch nie waren. Ich sehe mich schon an der Bar, in meinen neuen Isabel-Marant-Stiefeln, einen Hugo in der Hand. Ich trage eine schwarze Seidenschluppenbluse mit einer Ethnoweste – also ein Anti-Kinder-Outfit, nach Monaten das erste Mal. Ich bin berauscht von der Freiheit, auf nichts und niemanden achten zu müssen.

Auch wenn man sich in zwei, drei Stunden wie Bolle freut, wenn man auf Zehenspitzen ins Kinderzimmer schleicht und die Zwerge in ihren Betten schlafen sieht.
Und dann ... Rückspulgeräusch: Die schicke Hotel-Bar ist so schick, dass nur Omas mit Ringellöckchen dasitzen. Es sieht eher wie betreutes Trinken aus. Wie ein Rentner-Busreisen-Stopp. Als wir reinkommen, drehen sich alle weißen Köpfe plötzlich kollektiv in unsere Richtung, als wollten sie sagen: »Hallo, Mädels!«
»Julia, wir gehen!«
Auch wenn die Omis bestimmt ganz zauberhaft sind – unter 90-Jährigen möchte ich meinen Ausgang nicht verbringen. Und so sitzen wir kurze Zeit später in einer anderen Bar.
»Was ist das denn?«, frage ich und deute auf lauter ausgestellte Teekannen und -tassen, die mit Teeblättern zugekleistert sind.
»Nu, wir sind hioar eeene Deeebar«, sagt der Kellner aus Sachsen.
»Das heißt? Gibt es keinen Alkohol bei Ihnen?«, frage ich ängstlich und sehe mich nach den Ringellöckchen-Omis um.
»Doch, es gibt Dee-Gockdails.« Er empfiehlt uns mit viel Akzent den Cold Tea Punch auf Grünteebasis. Dazu: Cognac, Rum, Zucker und Zitronensaft.
Stille. Am besten noch mit Wadenwickel und Honig, denke ich.
Julia: »Wir nehmen zwei.«
Dazu serviert man uns Schwarztee-Popcorn und Minze-Cashewkerne. Interessant: ja – muss man wiederholen: nein.
»Und hioar noch een Eistee für de Lädies!« Unser Kellner grinst und sieht dabei wie Elton aus.
»Du, ich muss dir was erzählen! Neulich war diese Kundin im Laden, die immer ins Warnsdorfer Hungerschloss geht, um dort zu fasten. Und die hat erzählt, sie ernährt sich seit acht Monaten komplett zuckerfrei. Die sieht zehn Jahre jünger aus.

Nur, dass sie eben raffinierten Zucker gestrichen hat. Außerdem ist die so was von gut drauf, dass es fast unheimlich ist. Sie meint, sie ist in einem permanenten Rauschzustand. Eine Kleidergröße hat sie weniger und ein super Hautbild. Wobei das schwer zu beurteilen ist bei all dem Make-up. Aber alles nur durch Zuckerverzicht.«
»Komplett? Hat die Kinder?«
»Nein, nur einen Hund. Der darf auch nicht mehr. Für den wird nur noch bio-vegan gekocht.«
»Sieht der Hund jetzt auch jünger aus?«
Als wir wild und unvernünftig eine rauchen gehen, fühle ich mich nach zwei Zügen eher bekloppt und unvernünftig. Und der Gedanke, mein Hautbild kaputt zu inhalieren, nervt mich. Auch wenn ich sonst ja nie rauche und es eine Ausnahme ist. Stattdessen könnte ich Zucker streichen und wie 27 aussehen? Echt jetzt? Und will man das? Abnehmen ist nicht mein Thema, ich sprinte den ganzen Tag, mein Sport sind meine Kinder und die Treppen, die ich hoch- und runterrenne. Aber was, wenn mir etwas entgeht? Was, wenn sich mein Lebensgefühl nach oben schrauben würde? Durch den nächtlichen Schlaf, der mir des Öfteren fehlt, nasche ich mehr. Wer nicht schläft, holt sich die Energie anders. Kein Geheimnis. Und so geht unser Teebar-Abend ziemlich grüblerisch zu Ende.

Und wie es immer so ist mit dem Gesetz der Anziehung, treffe ich ein paar Tage später auf TV-Kollegin Andrea Ballschuh. Die leuchtet grundsätzlich, aber heute ein bisschen mehr. Ich will natürlich gleich wissen, warum.
Andrea: »Ich mache gerade meine 90-Tage-Challenge.«
Ich: »Heißt?«
»Kein Zucker!«
»Scheint sich ja zu lohnen! Wie bist du denn dazu gekommen?«
»Auslöser war die Zufallsdiagnose ›Fettleber‹ bei einer Routine-

untersuchung. Die entsteht nicht nur durch Alkohol, sondern auch durch zu viel Zucker. Der steckt ja in vielen Produkten drin – dann dazu noch viel Obst, also Fruchtzucker-, und die Leber spielt verrückt.«
»Wie schafft man das? Ein Leben ohne Schokolade? Oder 90 Tage? Allein eine Woche versetzt mich in Panik …« (Habe ich das gesagt?)
»Am Anfang hatte ich die klassischen Entzugserscheinungen: Kopfschmerzen, Händezittern, ich musste ständig ans Essen denken und habe mich mit Cashewmus auf Knäckebrot vollgestopft. Kann man sich auch gleich auf die Hüften schmieren. Aber irgendwann ging es dann. Dafür bekommst du: keine Verdauungsprobleme, keine Heißhungerattacken, eine bessere Haut, kein Nachmittagstief mehr und super Cholesterinwerte.«
Ich möchte auch so wach und leuchtend durch die Gegend schreiten. Also beschließe ich, dass ich auch auf Zucker verzichten werde. Zumindest eine Woche.

»Das machst du jetzt echt? Und wenn Karlotta ein Eis will? Oder Jenz seine Haferkekse?« Julia ist entsetzt, als ich sie anrufe. Wobei man sagen muss: Sie ist zwar keine Naschkatze, aber Pommes ohne Ketchup gibt es auch bei Julia nicht.
»Ersatznaschi! Dattelpralinen! Kenne mich ja selber gut genug. Ich rechne immer mit dem Schlimmsten – also auch mit mir. Andrea hat mir zwar geraten, am besten Walnüsse zu essen, Espresso (ohne Zucker!) oder Pfefferminztee zu trinken oder als SOS-Tipp Zähne zu putzen, aber da bastele ich mir lieber meine Alternativen.«
»Na, die Begeisterung wird bestimmt riesig sein!«, sagt Julia.
Und während ich meine Dattelpralinés rolle, überlege ich, ob ich tatsächlich schon in einem Paralleluniversum lebe. »Gestern war ich noch so stolz darauf, dass wir nur bio essen, ich

weitestgehend glutenfrei koche, meine große Tochter milchfrei lebt, ich für alles Alternativen gefunden habe und wir Fleisch reduziert haben. Also reduzieren wollen. Oder zumindest mit Alternativen üben. Na gut, so weit sind wir dann doch noch nicht. Auf jeden Fall war ich da, wie gesagt, noch stolz drauf. Heute erscheint mir das alles schon wieder viel zu ungesund. Denn Zucker essen wir ja noch. Das weiße Gift. Und dazu ab und zu rotes Fleisch. Pfui.«
»Aber, Anna, gegen ein gutes Fleisch ist doch nichts einzuwenden. Wir essen jeden Tag Fleisch – und uns geht es super.« Julia ist Fleischfan. Steak. Leber. Zunge. Isst sie alles. Immer so gewesen. Und ich müsste lügen, wenn ich sagen würde, die Kinder lieben kein Hühnchen, kein Würstchen auf die Hand, kein Salamibrötchen. Das »KEIN« wird immer größer im Speiseplan.
Grillen ist eigentlich langsam undenkbar, überlege ich weiter: Das Würstchen geht nicht mehr, weil Fleisch. Der Ketchup auch nicht, weil Zucker. Das Brot auch nicht, weil Gluten. Salat kann ich noch essen. Aber Vorsicht beim Dressing! Am Ende steht immer nur noch Obst und Gemüse. Aber bitte nicht frittiert (Gluten!), mit Dips (Zucker!) oder mit Saucen (Sahne, also Milch!). »Hallo KEIN! Ich bin Anna! Und was machst du so? KEINen Spaß vielleicht?«
Jetzt also KEIN Zucker. Heißt: kein Popcorn im Kino. Keine Schokolade beim Schreiben. Keine Chips vor dem Fernseher. Überhaupt kein Geknabber. Nüsse und Samen höchstens. Keine Waffeln mit Puderzucker. Kein Kuchen. Keine Pizza, denn im Teig oder in der Tomatensauce ist selbst im Restaurant meist Zucker. Oder in der Salami obendrauf. Wurst sowieso nicht. Kein Croissant. Viele Getreideprodukte nicht mehr, selbst in bio nicht. Keine Sojasauce zum Sushi. Keine Chicken-Tikka-Masala-Sauce aus dem Bio-Laden, ist auch Zucker drin. Wer hätte das gedacht? Selbst im Bio-Laden verstecken sich die

Zuckerkristalle. Wobei das nicht dramatisch ist, mache ich meistens ohnehin selber. Sowieso nicht mehr: Honig. Apfeldicksaft. Agavensirup. Fructose. Traubenzucker. Okay, benutze ich eh nicht. Aber mein geliebter Ahornsirup? Überall scheint sich der ein oder andere Zucker irgendwo zu verstecken. Wie in der Mandelmilch. Mein Leben besteht jetzt dann nur noch aus Gemüse, Obst, Kartoffeln, Schafs- und Ziegenmilch, Erdmandeln, Hülsenfrüchten und Kräutertee. Ich glaube fast, dass ich das als alleinlebender Single ohne Ambitionen mit viel Ausgleichssport, Ablenkung und Selbstschussanlage am Kühlschrank durchziehen könnte. Aber so? Was ist mit meinen geliebten Gängen zum Tiefkühlfach, wo meine Schokolade auf Eis gebettet auf mich wartet? Den Kindern? Und meinem Mann, mit dem ich doch so gerne Filme gucke und Kichererbsenchips nasche? Wobei: Die sind erlaubt! Hurra! Ein Lichtblick!

Zurück zur zuckerfreien Gegenwart.
Montag: »Mama, bekomme ich das jetzt immer mit in die Schule?« Karlotta mustert ihren Müsliriegel aus Datteln, Mandeln und Chia-Samen. »Das schmeckt nicht. Ich habe mir von Jonny einen von seinen Corny-Riegeln und ein Stück BiFi abgeben lassen.« Klappt ja schon mal hervorragend.
Dienstag: »Muss ich das aufessen, Mama? Ich schlage dir etwas vor: Ich mache jetzt immer mein Bett selber ...«
»Super, darfst du!«, freue ich mich. Die zuckerfreie Ernährung macht Kinder kooperativer – großartig. »Warte, ich war noch nicht fertig! Vorausgesetzt: Du kochst das nie wieder. Okay?« Ihr Blick fällt auf den Zucchini-Kichererbsen-Bratling mit Avocado-Dip. Nur das Brötchen hat sie gegessen.
Mittwoch: »Mama?«
»Ja?« Ich robbe über den Boden und sammle Reis auf. Das Baby fand es spannender, den gesamten Zitronenreis samt Schüssel

an die Fenstertüren zu werfen. Nun liegt er da oder klebt an den Fensterrahmen.

»Ist die Woche am Freitag um, oder gehört das Wochenende auch noch dazu? Wenn ich freiwillig Salat esse, also vorher, können wir dann Freitag Eierkuchen machen?«

Donnerstag: Eierkuchen! Ja, ich bin eingebrochen. Ich gebe es zu. Aber immerhin ohne Zucker, mit Mandelmilch und Apfelmus. Ich bin auf alles gefasst und habe gedanklich schon meinen spirituellen Abwehr-Igel hochgefahren.

»Mama, kann ich noch einen haben?«

»Echt jetzt?«

»Ja!«, mampft sich jemand strahlend, tellertragend Richtung Küchentresen. Mein Strohhalm! Endlich habe ich eine Idee! Ab sofort gibt es Kinderküche. Und tatsächlich ziehen wir die Woche durch. Karlotta ist so froh, dass es keine »Erwachsenen-Ohne-Zucker-Gerichte« mehr gibt, dass sie freiwillig nicht mehr nach Weingummis und Schokolade fragt. Da sie ohnehin ein Gurkenmonster ist, läuft alles über Gurken. Pausenbrote gibt es nur noch mit Käse und Gemüse, stört aber offenbar nicht. Dafür mehr Obst. Manchmal auch eine Frikadelle als Pausensnack. Jetzt mogelt sich das Fleisch wieder rein, merken Sie's? Billiger Trick, aber läuft. Das Baby-Mäuslein kennt ja ohnehin noch keinen Zucker. Theresa liebt Quinoa, Karlotta Kartoffeleintopf. Einziger Haken: Nie mögen beide das Gleiche. Außer es ist Fleisch – das läuft immer. Königsberger Klopse, Spaghetti bolognese, Frikadellen mit Gemüse. Ansonsten mümmelt einer von beiden dann doch immer ein Brot, aber immerhin ein gutes aus Hafer.

»Und? Dein Fazit? Siehst jetzt aus wie kurz nach'm Abi?«, fragt Julia am Ende der Woche lachend. »Nein, das wohl nicht. Aber ich hab ein wenig abgenommen, und mein Hautbild ist mal wieder klarer. Ansonsten bin ich durch damit. Wir essen ja ohnehin nicht so viel Zucker. Aber hin und wieder etwas Sojasauce am Huhn oder eine Salami-Pizza – das muss dann doch sein. Das einzig Verrückte: Je mehr ich Zucker vermeiden wollte, desto fleischiger wurde das Ganze.«

Julia lacht: »Ich sag's ja. Ganz ohne Fleisch geht es auch nicht!«

Die Woche des Ersetzens
Oder: Was vom Essen übrig blieb

Es ist Donnerstagabend, und ich liege wie eine ungewürzte Omelette auf dem Sofa, flatschig, fast wie eine amorphe Masse und irgendwie fad. Es ist die Woche des Ersetzens. (Haben Sie Entsetzen gelesen? Passt auch!) Eigentlich wollte ich uns nur alles Böse ersparen und gucken, ob wir das durchhalten: Montag gab es für Opa Geburtstagskuchen ohne Mehl. Dienstag Frikadellen ohne Fleisch. Mittwoch Eierkuchen ohne Mehl und Milch. Heute: Pommes ohne Kartoffeln. So langsam frage ich mich, ob mein Leben nur noch aus Ersetzen besteht. Gibt es bald Kaffee ohne Bohnen? Ehemann ohne Kerl? Schule ohne Kinder? Sascha ohne Milch?

Das Verrückte ist, dass es eigentlich ganz gut anfing. Mein Vater sollte einen Rührkuchen zum Geburtstag bekommen, aber eben ohne böses Weizenmehl und mit wenig Zucker. Also bin ich los mit meiner Einkaufsliste und kam mit Amarant, Buchweizen und Mandeln nach Hause. Kuhmilch wurde zu Mandelmilch. Zucker reduzierte ich um die Hälfte. Eier blieben Eier. Der Kuchen schmeckte allen hervorragend, als er warm aus dem Ofen kam. Eine Stunde danach auch noch. Am nächsten Tag dachte mein Mann, es handele sich um eine Styropor-

attrappe, so trocken war das Teil. Sah immer noch gut aus, aber war nichts mehr für Jenz.
Für den Dienstag hatte ich mir »fleischfrei« auf die Fahne geschrieben. Hatte wieder einen PETA-Anfall und wollte alle Tiere der Welt nicht mehr essen. Außerdem soll rotes Fleisch im Körper das Enzym blockieren, das Krebszellen bekämpft.
Meine schwedische, in Deutschland lebende Freundin Johanna, Anwältin mit Doktortitel, Pragmatikerin und ebenfalls Suchende im Food-Dschungel, hatte das Rezept schlechthin für fleischfreie Alternativen: »Die Schweden können's einfach besser. Die sind fortschrittlicher. Man braucht keine Fleischersatzprodukte. Die Fake-Fleisch-Sorten in den deutschen Supermärkten finde ich widerlich. Hier ist man noch nicht so weit mit den vegetarischen Gerichten. Ein guter Fleischersatz können Pilze mit Cheddar sein, gebratene Aubergine oder Linsen.« Sofort infiziert – ich stehe ja auf die Schweden –, manschte ich also Teig aus Pilzen, Käse, Zwiebeln und Mandeln. Um das ganze Konglomerat dann zärtlich in Brühe zu baden und anschließend zu braten. In Gesellschaft von paniertem Halloumi. Das Ergebnis war wirklich lecker. Ehemann und Baby hauten rein – Karlotta fand's eher so: »Und das essen wir ab sofort statt normaler Frikadellen?«
»Nicht immer. Aber hin und wieder wäre das doch toll.«
»Warum essen wir nicht einfach das Normale?«
»Weil dann arme Tiere dafür sterben. Willst du das?«
»Ja.« Stille. »Schmeckt nun mal besser, Mama. Die Mandeln knirschen so zwischen den Zähnen.«
Es folgte der Mittwoch: Eierkuchen aus Banane mit glutenfreien Haferflocken. »Mama. Die Banane stinkt.« Und der Donnerstag mit Süßkartoffelpommes: »Die schmecken wie zertrampelte Kröten.«

Cut. Zurück zum Sofa-Omelett. Ich kann nicht mehr. Mein iPhone vibriert. Sascha: »Anna, ich fühle mich wie ein Lakai. Ich bin im Supermarkt und soll für Helmut Berger einkaufen gehen. Er findet, er kann nicht in einen ›Supermercado‹ gehen. Wie würde er denn aussehen zwischen Klorollen und Milchtüten? Aber ich!«

»Na ja. Hat er mit Liz Taylor gedreht oder du?«, grinse ich. So ist das: Der eine wird vom alternden Ex-Weltstar geschubst, die andere vom Ernährungswahnsinn.

Jeder hat sein Päckchen zu tragen. In Saschas Fall sind es Pralinen, Panini und Wärmepflaster.

»So was isst der?«

»Sagt wer? Diejenige, die Frikadellen ohne Fleisch brät und Kuchen ohne Mehl backt? Vor einem Jahr hättest du immerhin noch Dinkelmehl und Bio-Rind verknetet. Wer bist du eigentlich?«

Und so liege ich da und frage mich das auch. Bin ich zu streng geworden? Die Mutter Teresa des Food-Dschungels? Oder einfach nur wahnsinnig aufgeschlossen? Neugierig? Auch tierlieb. Modern. Gesundheitsbewusst. »Ja, bist du auch alles. Aber wenn sich alles in deinem hübschen Köpfchen nur noch ums Ersetzen dreht, wirst du auch nicht glücklich.«

Ganz unrecht hat er nicht.

»Bist du noch da?«

»Du hörst mich stirnrunzeln.«

»Ich finde mich einfach nicht zurecht in diesem Supermarkt. Ich will nach Eppendorf.« Ich muss lachen, während ich mir Sascha mit Einstecktuch neben gestapeltem Toilettenpapier vorstelle.

»Ich sag's mal frei nach Heidi Klum: ›Ich habe alle Catwalks gewalked und alle Shows geshowed‹«, klingt mir seine sonore Radiostimme ins Ohr.

»Und ich, Sascha, habe alle Weine geweint! Ich bin immun gegen Trends. Das ist mir gerade erst gestern wieder klar geworden, als ich in Berlin in einer Bar saß und mit einem bärtigen Prenzlberg-Hipster ins Gespräch kam, der seinem Baby Gläschen gibt, aber für den Hund, tendenziell ja eher Karnivore, bio-vegan kocht. Ich bin und bleibe ein Klassiker, tschüs, mein Häschen.«

Wir legen lachend auf, und ich muss ein paar Lachtränen wegwischen. Und denke, ganz unrecht hat er nicht.

Wobei ich die Woche eher als Experiment sehe. Nichts muss, alles kann. Die Neugier hat mich zum Buchweizen greifen lassen. Und die Erfahrung wird mich davon vermutlich in Zukunft abhalten. Dennoch: Die schwedischen Frikadellen waren toll. Dann besteche ich Karlotta halt mit gelatinefreien Gummibärchen. Ersetzen muss ja keine Faustregel werden, aber den kleinen Finger kann man den Alternativen, die ja auch oft noch in den vegetarischen Kinderschuhen stecken, schon reichen. Auch wenn man hinterher aufs Sofa gegossen vor der Glotze versinkt von den ganzen Einkaufsorgien und Ersetzens-Überlegungen. Dafür gibt's keinen Ersatz.

Die Geheimwaffe Hollywoods
Oder: Wie Drew, Kirsten & Co.
schlank und fit bleiben

Kennen Sie eigentlich Kimberly Snyder? Nein? Ich auch nicht. Nicht persönlich. Sie ist die Geheimwaffe Hollywoods. Da laufen Karrieren in etwa so: Sie gehen mit jemandem wie diesem Harvey Weinstein ins Bett oder haben das Glück, dass Sie jemand Ihres Talents wegen engagiert. Für einen Kinokassenknüller. Und dann geht es los: Stylisten bestimmen Ihren Look,

PR-Leute Ihren Terminkalender, Make-up-Artists pinseln Ihre Gesichtszüge neu, und Ihr Essverhalten übernimmt Kimberly Snyder, Star-Nutritionist. Sie sorgt dafür, dass Dita Von Teese mit Wespentaille ins Sektglas springt und Drew Barrymore nicht zu viel Fleisch isst. Natürlich sieht sie selber unverschämt gut aus, und das bis in die Poren. Ihre Methode ist ganz einfach – ohne Kalorienzählen und große No-Gos, und ich inhaliere ihr Wissen ungemein gern. Sie erklärt ihren Anhängern einfach nur ein paar Dinge.

1. Der Mensch ist dem Gorilla näher als dem Tiger. Fleischverdauen ist für uns zu anstrengend und belastet nur unsere Organe und den Darm. Daher lieber mehr auf Pflanzen und weniger auf Tiere setzen.
2. Das gilt auch für Milchprodukte, da nur Babys das entsprechende Verdauungsenzym bilden, das dann wieder verschwindet, wenn wir wachsen. Und außerdem machen Milchprodukte nur Pickel, Osteoporose und Krebs. Also: streichen.
3. Auch streichen: Zucker.
4. Iss jeden Tag etwas Basisches oder einen Salat vor jeder Mahlzeit. Dämpft den Hunger und hilft bei der Verdauung, denn der Salat wird die Magenwände mit Ballaststoffen tapezieren. Bedeutet: weniger Blähbauch bei schlechten Nahrungsmittelkombinationen.
5. Tu überhaupt alles für deine Verdauung, denn wenn's läuft, macht dich das schön. Nimm Probiotika.
6. Wir können wieder jünger werden, denn Falten sind nur Schlacken, die abtransportiert werden müssen. Ähnlich wie bei einem Fahrradreifen, in dessen Speichen sich Dreck verfangen hat. Einfach mal von innen putzen. Na dann.

Es ist verrückt, aber diese Kimberly erinnert mich an meine liebe Frau Dr. Wolff. Sie nennt ihre Strategie nur »Beauty-Food-Kombinationen« und nicht »Nur-ein-Kohlenhydrat-pro-Mahlzeit-Regel«. Klingt auch irgendwie glamouröser. Deshalb geht auch ein Frischkäsebagel nicht – zu viel Milch und Stärke – oder Sushi – Reis, Eiweiß und Zucker aus der Sojasauce. Besser sind Avocado-Sushi-Maki oder Bagel mit Bio-Butter. Außerdem sollte Obst immer nur auf nüchternen Magen gegessen werden – nie als Nachspeise. Denn dann hockt es gammelnd auf den Speisen von vorher herum und kann nicht verdaut werden. Kenne ich alles.

Ich stelle schmunzelnd fest, dass unsere Kleinste mich dazu gebracht hat, eine von Kimberlys Überzeugungen in unseren Alltag zu integrieren. Das passierte so: Theresa, Knichopscrin (ja, sie geht tatsächlich auf Knien, statt zu krabbeln oder zu laufen), Dramaqueen, kognitiv weit, aber mit den Zähnen hinterher, isst nicht. Weder cremigen Brei noch Brei mit Stücken. Sie will nur noch Milch. Erst denke ich, es liegt am Geschmack, koche Grießbrei, zerkleinere Spaghetti bolognese, um verschiedene Konsistenzen anzubieten. Aber Fräulein lehnt alles ab. Während ich mir die Haare raufe, schmiert sie sich ihr Baby-Buffet in die Haare.

Parallel machen mehrere Nahrungsmittel einen Flugschein: Sie schmeißt Brotscheiben weg, von denen ich dachte, sie könnte sie ja einspeicheln und mit den Kauleisten platt drücken. Ich gebe ihr Gurke, schön weich, flatsch, fliegt hinter den Babystuhl. Genau wie diverse Apfelstücke. Ich zerkleinere Weintrauben und quetsche sie in einer Art Obst-Netz in einen Baby-Gemüse-Sauger, der wie ein Lolli aussieht. Plong. Landet auf dem Boden. Und dann schäle ich eine Möhre. Theresa lächelt das erste zahnlose Lächeln des Tages und nagt an der Möhre herum, als wäre es das erste und letzte Lebensmittel ihres Lebens. Dass sie kaum etwas abbekommt, scheint dabei egal. Sie schält ein bisschen an der Karotte herum mit ihren Mini-Kauleisten, die aus dem Babyzahnfleisch nur hervorblinzeln, freut sich und kaut auf ein paar orangenen Krümeln. Selig. Babyglück. Seit diesem Tag schäle ich ihr vor jeder Mahlzeit eine Möhre. Und esse selber eine mit. Mal davon abgesehen, dass in Möhren die Aminosäure Tryptophan steckt, die die Serotoninproduktion im Gehirn anregt, also per se schon mal glücklich macht, sind sie auch noch basisch. Und demnach zugelassen nach Kimberlys Philosophie. Und es ist egal, was wir danach essen. Die Möhre kleidet den Magen aus, schmiert ihn ein und lässt uns die folgende Mahlzeit besser verdauen. Die Folge: Mittagstief? Nein. Müde? Nein. Aufgebläht? Nein. Keine weiteren Fragen. Und um es in Kimberly-Speech zu erklären: So verhindern Sie Stau im Verdauungstrakt, dass die Speisen aufeinanderhocken und dass die, die warten muss, auf die Hüfte wandert. Ganz schön clever, diese Kimberly. Und wirkt so sympathisch dabei. Ich würde ja sofort mit ihr einen Kaffee trinken gehen, wenn sie den nicht verboten hätte. Koffein ist nämlich säurebildend, belastet die Leber und lässt uns Amok laufen, weil er nervös und hibbelig machen kann. Blöd, wenn man wie ich nur den Duft schon so gemütlichkeitsstiftend findet. Aber ein Wasser mit einem basischen Zitronenspritzer tut's ja auch, wenn man sich mag. Zitronenwassertreff statt Kaffeeklatsch. Einen tollen Menschen kann kein Getränk entstellen.

Ernährungsmythen aufgedeckt: Was ist denn jetzt gesund und was nicht?

Frühstück – die wichtigste Mahlzeit des Tages?
Oder: Ein Mythos, der sich hält

Ich behaupte ja: Frühstück braucht kein Mensch! »Bist du verrückt? Frühstück ist die wichtigste Mahlzeit des Tages. Hat schon meine Mutter gesagt«, erklärt mir Sascha mit hochgezogenen Brauen und gespieltem Entsetzen. Wir stehen an einem Bistrotisch am Hamburger Flughafen. Er auf dem Weg nach St. Tropez, ich nach München. »Ja, genau. Wie meine. Und deshalb lässt du es ja auch noch nie ausfallen«, sage ich schmunzelnd und gucke auf sein »Gedeck«. Neben einem XL-Kaffee liegen seine Gauloises und daneben eine kalte Bockwurst mit abgepacktem Senf. »Das ist ein klassisches Journalistenfrühstück. Heute Fräulein Spießig? Außerdem muss ich mich stärken gegen die Holzklasse. Hab zu spät gebucht und sitze nicht vorne. Und du weißt, ich kann nur 1F. Mutter sagte immer, auf die Flügel gucken, das ist was für …«
»… Lahme und Kranke, ich weiß. Gut, dass uns keiner hört.«
»Also, ich hab's gehört«, stellt eine schlanke Mitt-40erin neben uns fest und zieht die Augenbraue hoch.
»Die hat sicher auch zu viel Hirse im Kopf. Immer diese Veganer. Ts, ts.« Sascha amüsiert sich. »Ma chère, ich muss noch kurz den Rest meines Frühstücks inhalieren. Guten Flug!« Küsschen. Und weg ist er.
Ich laufe zu meinem Gate. Und denke an meine Mama. Früh-

stück zu Mamas Lebzeiten war immer super, so international, wie sie gelebt hat, amerikanische Einflüsse inklusive: Croissants mit selbst gekochter Marmelade, Obstsalat, Baguette mit Camembert, Löffelgrapefruit, Porridge, für uns Kinder Pancakes. Es war einfach gemütlich. Was verrückt ist, denn so ein Frühstück lässt einen zusammenklappen. Man isst einfach viel zu viele verschiedene Kohlenhydrate. Fakt ist: Frühstück als die wichtigste Mahlzeit des Tages ist ein Mythos. Vermutlich geprägt durch die Feldarbeit oder die Erfinder von Kellogg's. Da haben die uns über Jahrzehnte verklickert, dass wir ja so viel Energie brauchen, um in den Tag zu starten. Und die kann ja nur aus dem Essen kommen.

Ich kenne Kollegen, die schieben sich etwas rein, »weil man das ja muss«. Sie zwingen sich, zu frühstücken, obwohl sie gar keinen Hunger haben. »Für später.« Oder: »Wer weiß, wann es wieder was gibt.« Absurd, oder? Und wenn ich Ihnen jetzt verrate, dass der Körper eigentlich noch verdaut, was er am Vorabend bekommen hat, und damit noch absolut ausgelastet ist? Eigentlich will er abbauen, was da noch unterwegs ist, sich reinigen, ausscheiden, aber wir servieren ihm schön ein Marmeladencroissant, Kaffee mit Milch und Obst. Stärke, Fruchtzucker, Koffein und Milch. Danach fällt man eigentlich ins Koma. Selbstreinigungsmechanismus lahmgelegt. Der Rest wird hübsch auf die Hüfte gepackt. Und der Tag geht erst los. Dabei gibt's einen sauberen Start frei Haus, darauf sind wir ausgelegt, Toxine und Abfallstoffe winken uns fröhlich zu, während wir noch mit Mundgeruch und lieblichem Zungenbelag im Bett liegen. Und anstatt den Körper seinen Job machen zu lassen, wird nachgeworfen, draufgelegt, Stau erzeugt. Wer jetzt aufspringt und laut ruft: »Nee, ich brauche meinen Mett-Igel morgens!«, dem sei gesagt: Du liegst falsch. Du bist nur konditioniert wie ein Pawlow'scher Hund. Wir sind aber nicht die Forrest Gumps der Frühstücksindustrie. Oder besteht

Ihr Daseinszweck darin, Familie Kellogg noch reicher zu machen? In jedem Fall starten wir so nicht gut in den Tag, denn das Ergebnis wird immer Müdigkeit statt Energie sein.

»Hast du gut gefrühstückt?«, fragt mich meine Kollegin nach der Landung. »Wird ein langer Drehtag.«
»Ich bin bestens gerüstet!«, lache ich. Und füge gedanklich hinzu: »Und zwar mit nix.«
Am Set eines großen Autobauers und einem nagelneuen Modell, das ich präsentieren soll, stehen lauter Leute herum und warten darauf, dass das Wetter besser wird. Wird's aber nicht. Obwohl wir in Bayern sind und nicht in Hamburg. Der Assistent, der für den Glanz des Autos verantwortlich ist, wirft den dritten regengetränkten Lappen weg. »Des geht so ned.« Und so bauen wir nach einer über einstündigen Fahrt nach Nürnberg alles wieder ab und verlegen das ganze Set in ein Münchner Studio. Und da es längst Mittagszeit und im Studio Catering inbegriffen ist, essen wir erst mal. Die Männer Pizza und Nudeln. Die Frauen Salat und Hühnchen. Wie klischeehaft.
»Wer schön sein will, muss darben, was?«, grinst mich der Regisseur an.
»Na ja, wer Energie haben will, kann nicht tausend Kohlenhydrate spachteln und dann komatös vor der Mühle moderieren, oder?«
»Hmmm. Stimmt eigentlich. Nachher gibt's Auszog'ne übrigens.«
»Bitte was?«
»Krapfen, Fischkopp!«
Und dann legen wir los. Leider ist dem fränkischen Regisseur etwas Hirn in den Darm gerutscht. »Nee, des isses noch ned. Wir machen des dotaler. Oder closer. Oder noch mal mit dem Krahn jetzad.«
Wir drehen so viele Einstellungen einzelner Szenen, dass wir

Stunden verlieren. Und während ich immer wieder um das Auto herumlaufe und dessen Innovationen und spektakuläres Design anpreise, denke ich, unser Körper ist ja eigentlich auch eine Autobahn. Stopfe ich mich voll, hängen alle im Stau fest: Nährstoffe, Enzyme, Nahrungsmittel. Esse ich morgens mein schweres Frühstück, Butterbrezn oder Honigtoast etwa, und schiebe dann mittags Pizza nach, kommt mein Körper ja gar nicht mehr hinterher. Es gibt logischerweise keinen Verdauungsfluss mehr. Und wenn Schwerverdauliches schon mal alles blockiert und ich dann noch mehr Schwerverdauliches hinterherschiebe, na dann gute Nacht.

»Anna, i weiß ned, ob wir des heute schaffen«, unterbricht mich mein erschöpfter Regisseur. »Kannst du zur Not auch übernachten? I buch dir a Hotel und verschieb den Flug. Mit oder ohne Frühstück?«

»Ohne. Danke.«

»Sicher? Des is aber ung'sund. Du weißt scho, dass des Frühstück die wichtigste Mahlzeit des Dages is?«

»Also wir haben das gesündeste Trinkwasser in ganz Deutschland!«
Oder: Was fließt da eigentlich aus dem Wasserhahn?

Es fängt alles an mit diesem Ornithologen, als ich Karlotta zur Schule bringen will und nebenan ist dieser Singvögelkongress. Der Vogelexperte, Schnauzer, beige Tchibo-Weste, Socken in Sandalen – kein Scherz –, fragt mich nach Getränken, wo man denn welche erwerben könne. Mir liegt ja auf der Zunge, ob er sich einen zwitschern wolle, aber der Scherz ist wirklich zu platt. »Hier im Umfeld wird es schwierig, tut mir leid, der

nächste Supermarkt ist nur mit dem Auto erreichbar. Schlimmstenfalls Leitungswasser?« Oder Vogeltränke? Habe ich das laut gesagt?
»Nein, Herzchen, das ist ja total ungesund.«
»Wie meinen Sie das?«
»Na, selbst Amsel und Drossel würden das nicht runterwürgen.« Das »runterwürgen« klingt sehr nach Rheinland.
»Wieso? Zu wenig Kohlensäure?«
»Nein, Gott bewahre!« Ausufernde Handbewegung. »Aber wusstest du denn nit, dass da Pestizide, Hormone und Nanopartikel aus deiner Kosmetik mitschwimmen? Dat trinkt der Walli nit. Nein, nein.«
»Okay, Walli, das verstehe ich.«
»Geyer, Walli!« Er schüttelt meine Hand. »Ich schaue mal, ob ich einen Automaten finde. Tschö!«
Weg ist er. Aber der skurrile Dialog lässt mich nicht mehr los. Beim morgendlichen Duschen. Beim Wäsche-von-der-Waschmaschine-in-den-Trockner-Rüberhieven. Beim Nudelnkochen. Beim Teewasseraufsetzen. Die erste Kaffeetasse des Tages: voll mit Plastik und Hormonen? Ich muss an meine Studentenzeit in Köln denken. Als mein damaliger Freund mir sagte: »Das Trinkwasser ist in Kölle das allerbeste. Sagen zumindest die Wasserwerke.«
Mag sein. Nur irgendwie behaupten das alle meine Freunde – von München über Berlin bis nach Bielefeld. Und vermutlich auch Hinz und Kunz in Castrop-Rauxel und Dürrröhrsdorf-Dittersbach.
Vielleicht ist es aber ganz anders: Vielleicht wabern in unserem Trinkwasser ganze Armeen von Plastikpartikeln herum, Nanoteilchen, mit denen sich ein Teenie mal eben ein Anti-Pickel-Peeling verpasst hat. Oder Teile einer Zahncreme, die die Beißer noch weißer machen soll. Vielleicht auch Hormone der Antibabypille, die irgendwem in die Toilette gefallen sind oder

eben einfach beim Pipimachen ausgeschieden werden. Vielleicht flirren da auch noch Pestizid-Rückstände herum, weil der Bauer von nebenan die Ernte aufrüschen wollte. Und das alles schwebt als Rückstand in meinem grünen Tee, den ich trinke, um fit zu bleiben? Da würden ja die Tauben tot vom Dach fallen bei einer Überdosis. Wobei wir ja auch selbst schuld sind: sich schön unter der Dusche samt und seidig peelen und dann Trinkwasser wie aus der bayerischen Bio-Quelle aus dem Hahn haben wollen? Das ist wie Innenstädte auf Luftkurortniveau anzustreben und gleichzeig schnell mit dem Auto zum Briefkasten zu fahren. Hallo, Doppelmoral.

Geyer, Walli lässt mir keine Ruhe. Was die Kinder mit den Kamut-Spaghetti hinunterschlucken! Himmel! Da gibt's dann Spaghetti östrogenese statt bolo. Aglio e Glyphosat. Nein, da fährt mein Gewissen Geisterbahn. Und unsere Männer werden mit jeder Suppe und jedem Kaffee verweiblicht? Nicht mit mir. Frau bin ich selbst genug.
Anruf beim Wasserversorger. Peter Hahn heißt der Mann, der mir Auskunft geben soll. Welch Ironie. Er ist freundlich, locker und sehr norddeutsch. »Joooo, da haben Sie ja Fragen, die nie einer stellt. Das sind ja Zukunftsgedanken. Rufen Sie aus dem Jahr 2050 an?«
Er lehnt sich zurück, man hört regelrecht seinen Drehstuhl knarzen, während er es sich gemütlich macht. Ich vermute, er trägt Holzfällerhemd, Jeans und Caterpillarschuhe und guckt auf eine Wackelkatze mit Glupschaugen. Endlich interessiert sich mal jemand. Dieses Telefonat scheint spannend für ihn zu sein und wird hoffentlich etwas dauern.
»Also eins kann ich Ihnen sagen: Unser Trinkwasser ist vollkommen in Ordnung. Das wird alle zwei Wochen kontrolliert. Alles unauffällig. Und auf Pestizide einmal jährlich. Und alles liegt unter dem Grenzwert.«

»Und wer bestimmt den?«, will ich wissen.
»Die Technik.« Pause.
»Das heißt, je moderner die Technik, desto besser die Filteranlage, desto geringer der Grenzwert?«
»Ja. Das ist so in Deutschland. Wenn ich die Technik nicht habe, kann ich auch nicht mehr verlangen.«
Kurz sehe ich vor meinem geistigen Auge ein paar Leute in Kittelschürzen mit großporigen Kaffeefiltern.
Und denke dann an den Edelstahl-Auftischfilter meiner Freundin Emilia, mit Kohleaktivfilter.
»Also ist es eine Frage der Kläranlage, welchen Grenzwert mein Trinkwasser hat, und ich habe eben Pech oder Glück?«
»Na ja, die Grenzwerte sind zwar alle unterschiedlich, aber wir leben immer noch in Deutschland und nicht in Neu-Delhi. Alles gut.«
»Ah ja ... Und was ist mit Nanopartikeln und Hormonen?«
»Also, da sind wir noch gar nicht. Das ist was für in 20 Jahren. Altmedikamente und Antibabypillenreste gehen erst mal nur ins Abwasser, dann klären wir das, und was übrig bleibt, geht in Seen, Flüsse und die Ostsee. Aber noch schwimmt das im Oberflächenwasser. Schlecht wird's erst, wenn das absinkt und ins Grundwasser geht. Und das kommt bei uns aus 100 Metern Tiefe. Also noch ist alles gut – nur durch Akkumulation wird das irgendwann ein Thema, also wenn es sich anreichert, weil's zu viel wird. Am besten Babys kriegen und nicht den Nachwuchs verhindern. Oder als Pillenschluckerin mit dem Urinieren aufhören. Haha. Und Cholesterin nicht mehr senken und bei Kopfweh keine Ibuprofen einwerfen.« Er lacht laut und ein bisschen nasal.
»Und Nanoteilchen, na ja, das messen wir auch nicht, die Technik haben wir nicht. Aber wenn Frauen weiterhin Kosmetik benutzen, was ich für wahrscheinlich halte, kommt das auch auf uns zu. Aber alles Zukunftsmusik.«

»Würden Sie Ihr Wasser daheim filtern?«
»Na ja, schaden kann's ja nicht. Aber wissen Sie, was das kostet? Mineralwasser ist eigentlich schlechter. Da haben Sie teilweise krebserregende Stoffe, und das wird gar nicht kontrolliert. Und dann kaufen Sie es am besten in Plastikflaschen, dann gibt's noch schön Bisphenolrückstände, die Sie sich runterspülen beim Trinken. Eigentlich müssten Sie das Flaschenwasser dann ja auch filtern. Machen Sie sich mal nicht verrückt.«
»Danke.«

Am nächsten Tag treffe ich Geyer, Walli wieder vor der Schule. Letzter Kongresstag. Er hält ein Bio-Birkenwasser in der Hand. Wurzelgefiltert. »Das schmeckt, kann ich dir sagen. Die Birke zieht das Wasser durch die Wurzeln bis in die Äste, um neue Blätter austreiben zu können. Wird dann in den Wurzeln gefiltert und im Stamm angereichert – und da zapfen die das dann ab. Energie pur.« Er legt den Kopf schief: »Und, Liebelein, alles gut? Ich habe übrigens den nächstgelegenen Bio-Markt angesteuert neulich. Ist zwar etwas entfernt, aber nach der ganzen Vögelei war ich gut zu Fuß.«
Er gluckst. Ich gucke vermutlich etwas irritiert.
»Sie wissen schon, Ornithologengeschwafel. Alle einen an der Waffel. Aber nette Leute. Nur etwas zu vogelbesessen. Auf jeden Fall gibt es da im Bio-Markt tolles Wasser. Aus tiefen Quellen in Bio-Qualität. Schmeckt toll. Auch in Mondscheinabfüllung.«
»Gibt's das auch in Tagesform oder Halbschatten?« Ich schwanke zwischen grinsen und ernsthaftem Interesse.
»Kindchen, das gibt's alles. Kosten Sie doch mal. St. Leonhards, Plose, alle guten Wässerchen sind da erwerblich. So, ich muss wieder rein. Und danach mach ich 'nen Abflug. Alles Gute. War schön hier.«

»Und jetzt filterst du? Ernsthaft?« Julia findet mich kurz vor alternativ und abgedreht. Fehlen nur noch die Dreadlocks und die selbst genähten halbrunden Lederschuhe.
»Ja, ab sofort.«
»Also, die Wasserwerke sagen, unser Wasser ist das beste in ganz Deutschland. Und ich hab's für unser Haus auch noch zusätzlich testen lassen.«
»Ja, das kenne ich schon. Nur testen die halt nicht alles.«
»Du musst mal mehr Vertrauen haben. Ich glaube denen. Nur dass meine Haare immer grün geworden sind, war komisch.« (Julia ist Vermieterin und Blondine, die nachhilft.) »Seitdem wir den Hausfilter für 15 000 Euro haben, hat das aufgehört. Na ja. Freuen sich alle blondierten Mieter. Bis dann.«
Verrückt, denke ich, als ich mein Telefon weglege, wie wir Verbraucher und Konsumenten uns alles erklären lassen und das dann auch akzeptieren. Ich bin mir ganz sicher, dass unser Wasser im Weltvergleich bestimmt viel weniger belastet ist als in Neu-Delhi oder Fukushima – aber reicht mir das? Ich will keine Panik machen, und ich trinke im Urlaub zur Not auch mal ein uranverseuchtes, übertreuertes San Pellegrino oder Perrier, aber warum nicht ein bisschen herumfiltern? Und laut dem japanischen Wasserforscher Dr. Masaru Emoto hat Wasser auch Gefühle. Es bildet zum Beispiel feinste Kristalle, wenn es mit klassischer Musik berieselt wird. Der gute Mann hat Fotos davon gemacht. Und bei Rock 'n' Roll ist es optisch ganz zerknirscht. Ob es auch beleidigt ist, wenn man ihm einen kleinen Chemiecocktail mit Nitrat anbietet? Oder etwas Antirheumatikum wie Diclofenac? Ob es sich schuldig und irritiert fühlt, wenn es »Forelle blau« nur noch als Frau gibt, weil es so viel Östrogen mit sich schwemmt, dass die Fischjungs verweiblichen?

Mein neuer Auftischfilter sieht jedenfalls schick aus, das Wasser ist irgendwie weicher, weniger trüb, und ich genieße meinen grünen Tee ganz anders. Und wenn das hysterisch ist, bin ich es gern. Wenn ich nur etwas weniger Pestizide, Hormone und Plastik im Blut haben sollte, bin ich damit mehr als zufrieden. 300 Euro hat uns der Spaß gekostet. Meiner Freundin Emilia geht es übrigens wie mir: einfach ein besseres Gefühl beim Suppen-, Spaghetti- oder Kaffeekochen. »Du hast dich endlich für einen Filter entschieden, Anna? Super!«
»Ja. Und alles nur wegen dieses Vogels! Aber Vögel sind die besten Indikatoren für Chemiecocktails – die trinken so was nämlich nicht. Wusstest du das?«

Kaffee: Wundermittel oder Gesundheitskiller?
Oder: Hat der Wachmacher nur ein Imageproblem?

Ich schleiche wie der Panther aus Rilkes Gedicht um unseren Küchentresen. Und so fühle ich mich auch. Als gäbe es tausend Stäbe und dahinter – keinen Kaffee! Auf den verzichte ich nämlich gerade. Warum? Also das war so: Gestern schob ich den Kinderwagen zu meiner Lieblingskaffeebar. Und als ich das heiße Teil in der Hand hielt, in meinem nachhaltigen Klean-Kanteen-To-go-Becher, bereit für diesen Duft, diese Verheißung vom Aufwachen und Wachwerden, kam mir tatsächlich eine dieser speziell erleuchteten Personen entgegen, deren Namen ich immer wieder vergesse: »Anna! Ewig nicht gesehen! Ist das Kaffee?«
»Nein, Trinkmoor!«, wollte ich fast spaßeshalber sagen und antwortete: »Ja, kennt ihr euch? Ist aus der Abteilung ›Hallo wach‹, ziemlich düster im Teint und duftet nach Guten Morgen.«

»Im Ernst? Das hätte ich bei dir nicht gedacht.« Offenbar ist Kaffee inzwischen kurz vor Gluten, denke ich.
Laut sage ich: »Also den haben jetzt keine Kinderhände gekocht. Und der kleine warme Freund hier kommt bio, fair trade und ohne Kuhmilch daher.«
»Ha, ha, das meine ich doch gar nicht. Du bist doch auf diesem Ernährungstrip. Da wundert es mich, dass du so etwas Ungesundes zu dir nimmst. Das ist alles.«
»Tja. Der Guten-Morgen-Kaffee ist das neue Rauchen. Noch schlimmer als Sitzen. Irgendein Laster hat jeder, oder?«
»Du bist ja so lustig! Ich dachte ja nur ... Ich habe diesen Freund, der ist süchtig nach Kaffee. Ist depressiv und ängstlich geworden. Alles durch Kaffee. Und jetzt ist er in Behandlung. Nebennieren total runter, Erschöpfungssyndrom und so. Da sprechen die schon von Koffeinismus bei so einer chronischen Vergiftung. Außerdem übersäuert der ja total.«
»Und was macht er jetzt?«
»Die Ohrläppchen massieren – und Kaffee meiden. Genieß deinen Kaffee. Ich muss zum Yoga.«
Tja. Was soll ich sagen? Meinem Morgen hatte sie ungefähr so viel Glamour verpasst wie Sascha seinen Hirsebreilehrern oder Kevin »Grapsch« Spacey der Rudermaschine. Ich bin mit Herzklopfen nach Hause und habe meinen Freund, das Internet, gefragt. Fräulein Yoga hatte recht. Und jetzt? Geht es ohne Kaffee? Ohne diesen Duft am Morgen? Ich brauche ja kein Frühstück, aber mein heißes Koffein am Morgen liebe ich mindestens so wie meinen Mann, wenn er den Müll rausbringt oder mir aus Attila Hildmanns veganer Frittenbude Nutwave-Torte aus Berlin mitbringt. Und dann muss ich das lesen, als ich das Internet befrage: Kaffee vergiftet unsere Haut. Macht alt, glanzlos und schlaff. Verlangsamt den Detox-Prozess der Organe. Das Protein Kollagen, das uns jung aussehen lässt, wird von Kaffee ausgebremst. Oh Gott! Da trinke ich extra

Smoothies und mache alles kaputt mit Koffein? Das Zeug soll doch angeblich mindestens in kalt schön machen? Alles Quatsch? Je weniger Kaffee, desto praller die Haut? Au Backe! Und wach macht der angeblich auch nicht. Eigentlich macht er nur Stressgefühle, denn in unserem Körper wird Adrenalin ausgeschüttet, wenn wir ihn trinken. Eigentlich denkt unsere Hülle: Alarm! Gefahr! Vielleicht ein Säbelzahntiger? Und diesen Zustand halten wir für wach! Dabei spannen wir die Muskeln unter angestiegenem Blutzuckerspiegel an, um zu fliehen oder zu kämpfen und nicht um am Schreibtisch zu sitzen oder einkaufen zu gehen. Okay, gesteigerte Aufmerksamkeit ist ja auch irgendwie eine Art von Wachsein. Besser wäre aber grüner Tee. Nur finden wir den auch so sexy? Ich bin ehrlich: Ich möchte keinen Mann, der grünen Tee trinkt. Oder Salat isst, wenn ich einen Burger bestelle. Sie vielleicht? Aber jetzt bin ich neugierig und beschließe ab morgen den kalten Kaffee-Entzug!

Herzlich willkommen an Tag zwei! Fühle mich, als hätte ich Liebeskummer. Oder wie eine Katze an der Hundetür, wo jemand die Klappe dicht gemacht hat. Schleiche um den selbst gemahlenen Kaffee meines Mannes herum. Der duftet so.
Mein Mann sagt nur: »Annaaaaa! Du wolltest doch keinen!« Und ich: »Aaaaarg!« Wobei ich dazu sagen muss: Ich glaube, bei mir ist es eher die Sucht nach Gemütlichkeit. Nach Nimmdir-Zeit-zum-Wachwerden. Kaffee klingelt ja nicht, er fragt auch nicht, er versteht einfach. Hygge, wie man das jetzt nennt. Klingt neu und trendy. Verrückt, wie man die Dinge einfach umbenennt. Wie aus der Salatschüssel die Bowl wurde, aus Freizeit Quality Time ... und aus Kaffee Kollagenräuber? Bald sehe ich dafür aus wie 25 – so.
Übrigens: Die Menschen, die am ältesten werden, die in den sogenannten »blue zones« leben, die trinken Kaffee. Fragt sich nur, ob die dafür total verfaltet alt werden? Allerdings trinken

sie ihn auch nicht ständig und nur kleine Mengen. Soll gegen Demenz und Parkinson helfen. Also ganz verteufeln kann man die heiße Bohne dann doch nicht.

Telefonat mit meiner Schwägerin Sarah, die gerade in Brooklyn Gemüse erntet: »Taking powdered collagen is very popular here now. Everyone puts it in their coffee.« Also Kaffee trinken und das Kollagen gleich mittrinken, das mir entzogen wird? Die New Yorker wissen, wie's geht. Leider kriege ich das in Deutschland noch nicht, und wer weiß, ob das überhaupt gesund ist. Also verzichte ich weiter im Selbstversuch. Erst Grünkohl-Avocado-Smoothie, dann grüner Tee. Neue Morgenroutine. Und eins muss ich feststellen: Ich bin tatsächlich nicht weniger wach, ich komme sehr gut durch den Tag, mir bricht nicht sofort der Schweiß aus, wenn das Baby sich mal wieder den Kopf anschlägt, während ich parallel telefonkonferiere. Ich bin etwas cooler ohne Kaffee. Wer hätte das gedacht?
Tag drei: Ich hab's verbockt. Theresa hat die Nacht zerlegt und damit auch mich. Alle drei Stunden wach. Um 8 Uhr hat sie mich aus dem Bett gebrüllt. Schlaftrunken. Es ist einfach nicht der richtige Zeitpunkt, um komplett koffeinfrei aufzublühen. Schöner macht mich das Nicht-Schlafen auch nicht. Wie soll da der Koffeinverzicht helfen? Es soll ja auch noch Spaß machen, der ganze Gesundheitswahn. Eigentlich.
Über der dampfenden Kaffeetasse kann ich mir so langsam wieder vorstellen, heute ein Leben zu führen. Aufrecht und halbwegs ansprechbar. Und stolpere über Ringelnatz[*]: »Ich bin so knallvergnügt erwacht, ich klatsche meine Hüften. Der Kaffee lockt. Das Koffein lacht. Es dürstet mich nach Lüften.«

---

[*] leicht zweckentfremdet

Machen Stress und Schlafmangel dick?
Oder: Wie wir unseren Tagesablauf entschlacken

6 Uhr. Das Handy weckt mich. Was für eine harte Woche. Dabei ist doch erst Dienstag. Baby Theresa hat mal wieder die Nacht zum Tag gemacht, außerdem wollte ich aus Protest nicht früh ins Bett gehen, (Hallo? Wo bleibt meine Alleine-Zeit, wenn ich um neun in die Horizontale gehe?) und irgendwie muss ich es bis in die Küche zum Pausenbrotschmieren schaffen. »Karlotta. Aufstehen ...«
»Bin schon wach! Die Sonne scheint!« Meine Große ist genauso froh darüber, dass die öde Nacht um ist, wie ich schockiert. Der Wettlauf mit der Zeit beginnt: Karlotta muss gleich mit Proviant und geputzten Zähnen das Haus verlassen und pünktlich in der Schule eintreffen, sonst Klassenbucheintrag. Dann Kaffee und Smoothie für Gatten machen. Parallel duschen, Zähne putzen, Baby wickeln, eventuell noch aufräumen, Bett machen, pünktlich Haus verlassen für einen viel zu frühen Zahnarzttermin um 10 Uhr. Niemals Termine vor 11 Uhr in diesem Lebensabschnitt!
Ich rudere durch die Küche, lasse Karlottas Trinkflasche fallen, die nicht aus giftigem, bakterienfreundlichem Plastik, sondern aus Glas besteht: klirr! Dazu flutscht das Brot vom Brett. Beim Scherbenaufklauben in die Finger geschnitten, am Küchentresen gestoßen, kurz vor Tränenausbruch, brodelt die Wut unterm Haaransatz. Fauch! What a day. Ein im Schafspelz getarnter Wolfsdienstag, der sich ziemlich montagig benimmt. Ich bin gerade nicht bereit für so was. Kann ich kurz noch etwas dösen?
»Mama, was machst du denn da? Ballett? Hüpfekästchen?«
Im Hinterkopf, während Kind-Küssens und Aus-der-Tür-Schiebens: Text lernen für eine Event-Moderation morgen in

Bayern, Sitzplatz im Flieger buchen, Blusen bügeln, packen, Moderationskarten kleben, Geschenk für die Geburtstagsparty von Karlottas bester Freundin organisieren, Theresa die Nägel schneiden, bevor sie sich oder mich zerkratzt, Blazer aus der Reinigung abholen, einkaufen, Nägel lackieren, Vitamine einpacken, Ablaufplan ausdrucken, Opa briefen, wann er Karlotta morgen vom Englisch abholen muss, Dinkelstangen kaufen, weil Theresa im Hungerstreik nur die knuspert, am besten noch im Garten Blätter harken, Hauseingang fegen (»Du bist doch den ganzen Tag daheim. Das kannst du doch schnell mal machen, oder?« O-Ton Göttergatte), Taxi für morgen bestellen, tanken, Karlotta von der Schule abholen, Mittagessen, Abendessen, zwischendurch aufräumen, Hausaufgaben, Rest der Liste abarbeiten, alle ins Bett. Atmen. Ganz normaler Tag. Übrigens: Der macht dick. Weil Stress. Kein Mythos. Glauben Sie nicht? Es gibt eigentlich nur zwei Möglichkeiten: entweder gegensteuern oder zunehmen ohne Ende. Stress ist eine Kalorienbombe, schlimmer als ein Croissant mit doppelt Butter. Denn er lässt uns festhalten, gilt auch für Körperfett. Außerdem atmen wir schlecht, übersäuern, essen das Falsche, legen Koffein nach, um nicht dem Schlafmangel zu erliegen, kombinieren die Mahlzeiten falsch, auch schon egal … Und so wird dieser Dienstag zum Dickmacher.
Das Neuropeptid Y und das Stresshormon Cortisol wollen immer noch mehr Kohlenhydrate, weil sie unser Hungergefühl fehlleiten, und dann müssen wir einfach drei Nutellabrote essen. Mindestens. Was hilft: Personal. Ein Baby, das auch mal nachts schlafen will. Oder ein entschlackter Tagesablauf. Aber da kommen ja gerne das unantanzbare Berufsleben, kindliche sowie männliche Trotzphasen, ein Schulsystem für preußische Untertanen, hausgemachte Kopfkasper-Zwänge und zerbrochene Flaschen dazwischen. Argh.

Im Auto auf dem Weg zum Zahnarzt, ich habe mir gerade meinen Coffee to go auf den Schal gekippt, ruft Sascha an: »Also dieser Tag ist eine Unverschämtheit.«

»Bei dir auch?«

»Ja. Nachwirkung von gestern. Habe mich erweichen lassen, abends auf das Nachbarskind aufzupassen. Dabei hatte ich noch Jetlag, und der Kleine ist nicht ganz koscher. Phillip Willem Jonathan heißt der. Ich nenne ihn Zappelphillip, weil er nicht still sitzen kann. Vielleicht, weil es daheim nur vegane Körner gibt, Zucker verboten ist und Fernsehkonsum für Satanszeug gehalten wird. Essen und schlafen sind nicht so sein Ding.«

»Da kenne ich noch wen ...« Mein Blick fällt auf das schlafende kleine Paket hinter mir. »Wieso tust du so was überhaupt? Und: Kannst du Gas geben? Ich habe keine Zeit für lange Gespräche.«

»Keine Ahnung. Da musst du mein anderes Ich fragen. Zappelphillip ist total abgedreht. Ich habe mich dann entschlossen, alles anders zu machen als die bekloppten Eltern. Als die weg sind, haben wir uns vor die Glotze gesetzt, Bernd-das-Brot-Spätprogramm auf *KiKA* geguckt und Cola und Toast Hawaii gegessen, mit doppelt Schinken und viel Ketchup. Er hat irgendwann geschlafen wie ein Engel. Als die Volljuristen nach ihrem Rendezvous wieder nach Hause kamen, waren sie sprachlos. Begeistert. Dann hat der auch noch durchgeschlafen! Leider haben sie heute Morgen die leere Ketchupflasche und die Plastikverpackung vom Toastbrot im Müll gefunden. Und jetzt ist der Teufel los. Ich schleiche nur noch aus meiner Wohnung. Die werfen mir noch glatt den Duellhandschuh vor die Budapester und verklagen mich, wenn ich die im Flur treffe.«

»Okay. Das ist schlecht. Hüte nie die Brut von Nachbarn und – Schrägstrich oder – Juristen.«

»Genau. Und jetzt stresst mich das so, dass ich schon die fünfte Tüte Milch trinken muss.«
Sascha ist tatsächlich erschöpft. Der kann drei Nächte in Monaco mitrocken, aber einen Abend Zwergehüten ist anstrengender, zumindest wenn es in ein Politikum ausartet.

Nächster Halt: Zahnarztpraxis. Ich hole Theresa aus dem Maxi-Cosi, nehme sie auf den Arm, hänge mir meine Handtasche um und klemme mir das Handy zwischen Schulter und Ohr, immer noch Sascha in der Leitung: »Du musst den Stress vor der Tür lassen, sonst musst du noch mehr Kuhmilch trinken. Und wo soll das enden? Ich muss leider los …« In dem Moment fällt das Handy runter. Wumm. Flatsch. Pfütze. War ja klar.

Nach dem Zahnarzt galoppiert der Tag weiter mit uns, und ich warte nur noch auf den Abend. Genauer gesagt auf den Zeitpunkt, an dem dann mal alle unter acht Jahren ins Bett gehen. Durch den Schlafmangel esse ich zu viel und hauptsächlich Schokolade. Schuld daran: die Hormone Ghrelin und Leptin, die wollen immer was zu beißen. Hinzu kommt: Sind wir gestresst, lagern wir das, was wir in uns hineinstopfen, anders ab. Hallo, Hüfte, hallo, Bauchfett! Es gibt unzählige Mäuseversuche dazu.

Also was tun? Als ich nach diversen Erledigungen mittags zu Hause ankomme, Karlotta ist noch in der Schule, und Theresa macht Mittagsschlaf, drücke ich den Stopp-Knopf: Ich setze mich mit einem grünen Tee hin (übrigens: Der Tee killt den Stress mit seiner Aminosäure »L-Theanin«, die Gammawellen freisetzt – und das chillt angeblich gleich mal runter), mache dazu den Lounge-Radiosender an und schiebe mir ein Stück Bitterschokolade zwischen die Zähne. Die darf bei mir immer sein. Kann mir ja nicht alles verbieten. Der Kakao aus meiner dunklen Kumpanin sorgt außerdem per se schon für Entspannung. Ein totales Nerven-Superfood. Auch immer gut ist, ein paar Mandeln zu essen. Nüsse generell. Die befriedigen auch und schließen den Magen. Laut Experten nur drei, vier, fünf. Ich bin da großzügig und erhöhe auf die halbe Packung. Immer noch besser als Vanillekipferl, oder? Also vernünftig.

Für zukünftige Stresstage konzipiere ich folgenden Anti-Stress-Plan: auf den Fahrten Möhren kauen, Rohkost macht ja eh glücklich und krümelt nicht. Wieder einmal saugen gespart. Ha! Wenn ich die nicht mehr sehen kann, werde ich auf Amarant-Riegel mit Bitterschokolade umsteigen. Das Inka-Korn ist auch ein Stresskiller mit Superpower. Abends: Süßkartoffelpommes – perfekt. Oder ein Reisgericht. Am besten wäre ja brauner Reis, aber ich liebe Basmati. Immer noch besser als Pizza. Morgens gibt's etwas Vitamin B, abends werfe ich Magnesium-Kapseln ein, eine mehr als sonst. Entspannt nicht nur die Muskeln, sondern unterstützt den Stoffwechsel, bremst Entzündungen und reduziert auch Hetz-Gefühle von innen. Her mit den Glückshormonen durch Zufriedenheit! Mit diesem Food-Plan geht's in den Mittwoch.
»Mama, hast du mein Brot? Schälst du mir etwa Karotten? Und was machst du da? Tanzen?«

Das Drumherum des Essens – wie wir durch Industrie, Marketing und Trends beeinflusst werden

Das schmeckt doch nicht!
Oder: Über die Psyche beim Essen

Erinnern Sie sich an Ihren ersten Kaffee? Oder an Ihr erstes Bier? Mochten Sie auch nur eins von beiden? Es ist verrückt, wie manipulierbar unser Körper ist. Und vor allem sein Geschmacksempfinden. Neulich las ich, dass wir bis zu siebenmal etwas essen müssen, bis es uns schmeckt. Ist das nicht ulkig? Hätten wir dem ersten Kaffee also nicht siebenmal die Chance gegeben, uns zu überzeugen – ich vermute, kein Mensch würde freiwillig die dunkle Koffeinbrühe schlucken. Oder Zigaretten rauchen. Oder Alkohol trinken.

»Wir essen also auch immer mit der Psyche, die etwas mögen will«, erkläre ich Sascha meine neuesten Erkenntnisse, die auf Hollywood-Coach Kimberly Snyder zurückgehen.

»Ma chère, ich mochte Kaviar und Zigaretten schon als Säugling! Das ist Unfug.« Sascha lehnt sich aus seinem Porsche-Fenster, ich mich auf meinen Kinderwagen voller Einkäufe. Ein süßes Spontantreffen hat uns an einer roten Ampel zusammengeführt.

»Du bist nur miserabel konditioniert!«, erwidere ich. »Willst du nicht mal was ändern? Sonst wirst du nicht sehr alt. Und was mache ich dann?«

»Ich? Nein! Das schmeckt doch alles nicht, was du so isst, dieser ganze grüne Kram. Und ernsthaft: Wer will denn alt werden?

Altwerden ist mir viel zu bürgerlich. Das ist wie nächtliche *ntv*-Dokus über Deutsche auf Campingplätzen zu gucken – passt nicht zu meinem Interieur.« Und fährt unter der U-Bahn-Brücke Eppendorfer Baum davon. Gemächlich, versteht sich. Gasgeben wäre ja viel zu sehr Durchschnitt.

Eine halbe Stunde später treffe ich meine Nachbarin Hanne in ihrem Garten und erzähle auch ihr von meinen Gedanken über unsere Psyche beim Essen: »Nein, du hast vollkommen recht. Ich esse ja mit dem Kopf. Ich sage mir immer: Hanne, das ist gesund, das schmeckt dir jetzt. Und dann schmeckt's. Alles ein Lernprozess. Wer mochte schon grünen Tee von Anfang an? Schmeckt doch nach eingeschlafenen Füßen. Iss mit dem Kopf, Anna. Das ist clever.«

Hanne isst mit ihrem Mann Siegfried nur bio aus dem eigenen Garten. Schon immer. Außerdem schiebt sie hie und da Vitalstoffe und Vitamine in Kapselform rein. »Wer isst schon fünf Hände voll Gemüse am Tag? Und ein bisschen naschen muss ja auch sein. Dann schlucke ich eben das, was ich nicht schaffe.«

Ich kenne niemanden, der besser aussieht als sie. Hanne liest und liest, ihre Wissbegier hört nie auf. Und sie glaubt an Wunder, daran, dass jeden Tag etwas Wunderbares passieren kann. Von ihr habe ich auch den Tipp, nie den ersten Aufguss vom grünen Tee zu trinken: »Den kippen die Japaner weg. Oder sie wollen dich beleidigen, dann bekommst du den. Aber dann bist du ihr Feind. Auch nicht so gesund.«

Und je länger ich darüber nachdenke, desto mehr muss ich ihr recht geben, was das Kopf-Essen angeht: Mein erster grüner Tee mit 17 war kein Aha-Erlebnis. Eher ein Oha-ist-das-aber-bitter-Moment. Dafür kamen relativ flott die tollen Nebenwirkungen: keine Heißhungerattacken mehr, weniger Lust auf Süßes, verbessertes Konzentrationsvermögen. Außerdem soll er vor Krebs schützen, die Zähne in Schuss halten und die Spannkraft der Haut erhalten. Da schmeckt er doch gleich besser, je

älter man wird, oder? Seit 20 Jahren trinke ich fast täglich meinen grünen Begleiter. Inzwischen ist Kaffee dazugekommen. Wenn auch nur eine Guten-Morgen-Tasse, weil meine Frauenärztin es mir in der Schwangerschaft empfohlen hatte. Grund: Mein Blutdruck ist so niedrig, dass ich eigentlich eine wandelnde Leiche sein müsste. Oder wie sie nach dem ersten Messen mal sagte: »Schlafen Sie?«
Ich: »Nein. Ich sitze doch vor Ihnen.«
»Ja, aber Ihrem Blutdruck nach sind Sie gerade nicht wach. Bitte trinken Sie Kaffee – ist besser fürs Baby. Eine Tasse reicht.«
Also habe ich das Zeug heruntergewürgt wie Medizin. Und schwups, so etwa nach Tasse sieben mochte ich ihn.

»Lass uns eine Challenge draus machen«, schlage ich Sascha am Telefon vor. »Wir konditionieren uns auf die gesündesten Lebensmittel, die es gibt, und essen die siebenmal, bis wir sie mögen.«
»Was soll das denn sein? Veganes Hirsotto an Sellerie? Am besten noch in Gegenwart von Lehrern? Dann müsste ich es mindestens 80 Mal essen.«
»Ich hab's recherchiert! Warte ... ich schicke dir eine Liste: Gerstengraspulver, Chlorella-Algen, Löwenzahnwurzelextrakt, Kokosnuss, Quinoa, Brokkoli, Sprossen, Brennnessel, Hanfsaat, Lein- oder Chia-Samen.«
»Ah ja. Sorry. Wäre die Challenge, in jede Mahlzeit Currywurst, Mett-Igel und Fischeier zu integrieren, dann vielleicht, aber so muss ich passen.«
»Wieso wundert mich das nicht?«
Dennoch lässt mich die These nicht los. Und so beschließe ich, mit unserer kleinen Theresa einen Versuch zu starten. Immer auf die Kleinsten, ich weiß. Aber Babys sind noch so unverdorben. Um es mir auch leichter zu machen, picke ich mir den Brokkoli aus der Liste raus. Den bekomme ich überall – auch

in Bio-Qualität. Ich mag Brokkoli eigentlich nicht besonders. Finde den fad. Theresa offensichtlich auch. Sie zeigt zwar gleich mit dem kleinen Zeigefinger drauf, als sie mich essen sieht, und sagt: »Da!«, aber sobald sie ein Röschen in den Fingern hat, schmeißt sie es weg. Bald klebt Brokkoli, wohin man sieht: am Küchentresen, am Kapitänsmöbel neben unserem Esstisch, auf dem Fußboden, an den Flügeltüren im Essbereich. Ich muss ihn regelrecht abkratzen, mit solcher Wucht wirft mein kleiner Rumbuff den Sprossenkohl weg.

An Tag drei nimmt sie das kleine, im Wasserdampf gedünstete Bäumchen in den Mund und leckt daran, um es sich dann angewidert aus den Mundwinkeln zu wischen. Aber sie guckt: Mama isst das schon wieder. Und lächelt dabei. Ich lege eine Brokkoli-Pause ein. Bäh. Ganz ehrlich: Es reicht.

»Und, Baby überlistet?« Sascha grinst mich eine Woche später über Facetime an. »Wenn das klappt, komme ich vorbei und löffle mit ihr Sushi.«

»Du Eiermörder, so weit kommt's noch!«, erkläre ich, Brokkoliteller Nummer sieben vor mir. Finaltag des Experiments. Und live vor Sascha beißt unser Mini ins Grüne. »Das glaube ich nicht. Irre. Deine These stimmt.«

»Tja. Dieses Baby wäre fertig konditioniert. Dann esse ich jetzt weiter mit dem Kopf. À bientôt.«

Nostalgie im Mund
Oder: Das Essen deiner Kindheit

Es gibt ja diese Angewohnheiten, die jeder kennt, aber über die keiner spricht. Wissen Sie, was ich meine? Man könnte sie auch uncharmant innere Zwänge nennen. Gegen die kann man einfach nichts machen. Zum Beispiel, nach dem Tanken zum Bezahlen an die Kasse zu rennen und dabei immer nur »Die Zwei, die Zwei, die Zwei« zu denken. Oder aus der Tür zu gehen, abzuschließen, wieder zurückzugehen, um die Türklinke zu kontrollieren. Oder das Kind zu fragen, wie es in der Schule war, als Antwort »Gut« zu bekommen und weiterzufragen, wie denn Mathe und Deutsch so waren.

Ich zum Beispiel bin ein Kind der 80er und als solches machtlos gegen Milchschnitte. Es ist der letzte Mist, das Zeug. Aber manchmal brauche ich einfach eine. Und das, obwohl die Zutaten doch so was von fragwürdig sind: Vollmilch geknechteter Kühe, Palmöl aus gefälltem Regenwaldholz, weißer Industriezucker, unechtes Ei, billiger Honig, Hochleistungsweizenmehl. Garniert mit: Magermilchpulver, Dinatriumphosphat, Natriumhydrogencarbonat, Ammoniumcarbonat sowie den Emulgatoren, Mono- und Diglyceride von Speisefettsäuren. Zu 60 Prozent besteht das Möchtegerngebäck aus dem Tiefkühlregal aus Fett und Zucker. Schoko-Sahne-Torte ist dagegen diättauglich. Und doch ist dieser kneteähnlicher Snack alle drei bis sechs Monate unumgänglich: Beim ersten Biss bin ich nämlich wieder Kind, sitze im Kindersitz des Einkaufswagens meiner Mutter, und wir schieben los. Es ist 1985, und meine Mutter denkt vermutlich, sie gibt mir etwas Gutes oder nicht so Schlimmes, außerdem bin ich wunderbar beschäftigt, während sie einkauft. Der Wagen rollt die Gänge entlang, die Milchschnitte wird kleiner. Beim Bezahlen tippt die Kassiererin eine

Nummer ein – Scanner gibt es noch nicht – und wirft das einsame Plastikpapier weg.
Meine Mutter kauft ein, was alle einkaufen: Weizenmehl für Eierkuchen. Cornflakes. Vollmilch. Hohes C. Erdbeerjoghurts in Gläsern, aus denen ich später Saft trinken werde. Kaba. Nutella, weil mein Bruder aus Amerika kommt und deutsches Nutella liebt. Obst und Gemüse natürlich auch, wenn sie es nicht schon auf dem Wochenmarkt geholt hat. Kartoffeln und Eier. Thunfisch in Dosen. Fleisch nicht, das kommt von der eigenen Bio-Weide – eigentlich modern. Für den Nachmittag gibt's ein Vanillehörnchen. Lebensmittelskandale gibt es keine – im April nächsten Jahres kommt Tschernobyl, aber da sind wir ja noch nicht. Auch Tütensuppen sind dabei, Brokkoli-Rahm und Grießklößchen von Knorr. Es ist die Zeit, in der Kinder auf Ausflüge Sunkist-Kartons oder Capri-Sonne mitnehmen und BiFi aus der Plastikpelle fingern, Twix heißt noch Raider, Marlboro ist was für Cowboys und überall erlaubt, auf Geburtstagen gibt es Tüten mit Leckmuscheln und Schokozigaretten. Schokoküsse heißen Negerküsse. Und Zigeunerschnitzel heißen Zigeunerschnitzel. (Das tun sie übrigens heute noch, und kaum jemand findet das diskriminierend.) Bezahlt wird der Einkauf bar und nicht mit Karte. Heute tun das nur noch die 86-jährigen Rentner, die übers Abzählen schon den 87. feiern können, während unsereins genervt internetsurfend mit den Hufen scharrt und sich selber dafür hasst. Es gibt Zeiten und Zeiten.
Und diesen nostalgischen Milchschnittenfrieden inhaliere ich mit ein paar Bissen, denn das Teil ist ratzfatz weg.

Essen kann einhüllen. Komplettieren. Trösten und streicheln. Nicht nur die Geschmacksknospen. Es ist emotional aufgeladen durch frühkindliche Prägung. Meine Mutter ist seit zwei Jahren tot, und die Erinnerung wiederzubeleben tut einfach zu gut. Ihr Hühnchen in Wermut oder ihre legendäre Lasagne nachzukochen täte es ja auch – aber Milchschnitte geht schneller. Im Nu bin ich in unserer Damals-Welt. Wie Wonder Woman, nur ohne Brille und mit weniger Hintergrundmusik, dafür mit Schutzschild. Ein Katapult ist er, der pappige Weizen-Milchcreme-Doppeldecker. Auch wenn ich mit Pickeln bezahle, ich möchte sie nicht missen. Eine Seelen-Krücke, die ich mir fix einverleiben kann. So manipuliert uns also unsere Ernährung. Hätte Mama mir Smoothies gegeben, ich würde vermutlich schnell etwas Grünkohl und Spinat pürieren und dasselbe empfinden – aber nein.

Das Einzige, was mit diesem Zeitmaschinen-Seelentröster-Genussmittel nie passieren darf: Modifikation. 2016 kommt das Schnittchen im neuen Gewand: Zwischen den verdorrten braunen Teigplatten hockt gefärbter Joghurt. Meine Geschmacksnerven sind so enttäuscht, dass sie nur noch ans Gehirn funken: ausspucken. Bad Taste in Reinkultur. Der Effekt geht mit dem Geschmack. Es ist alles anders. Die Joghurtschnitte landet im Müll. Ferrero ist sowieso ein Konzern, den man nie unterstützen darf, so viel Dreck, wie die am Stecken haben. Aber heute schwöre ich mir, alles von dieser Firma auf meine persönliche »No buy«-Liste zu setzen. Mit dem Gefühl eines enttäuschten Pawlow'schen Hundes schleiche ich zum Auto. Gut, dass Karlotta nicht die gleichen Assoziationen hat wie ich. Bei ihr ist die Prägung eine gänzlich andere: Was sie täglich isst, sind nämlich Gurken. Weitaus gesünder und optimal für den Wasserhaushalt.

Und während ich darüber sinniere, dass Karlottas Trostsnack sie nicht enttäuschen kann, zumindest nicht, solange es Bio-Gurken gibt, ruft plötzlich jemand: »Anna, hey! Kennst mich noch, wir sind zusammen zur Schule gegangen!?«

»Äh ... ja ... Nadine?« Nicole? Yasmin? So hießen doch alle in den 80ern.

»Nein, Dschessi.«
»Ah! Ja!« Klingelt leider nicht. Ich wünschte, ich hätte auch nur den Schimmer einer Ahnung. Aber mein Gegenüber strahlt mich so lieb an, dass ich mich nur noch schämen kann.
»Hab dich sofort erkannt! Mensch, weißt du noch, wie wir immer zum Bäcker sind und uns für 50 Pfennig die Naschtüten vollgemacht haben? Mit Mäusespeck, Esspapier, Schokozigaretten und Leckmuscheln? Das gibt's gar nicht mehr. Ich würde meiner Tochter so einen Schrott auch gar nicht erlauben! Die ganze Gelatine! Der Zucker! Und Zigaretten naschen? Was soll das denn für einen pädagogischen Effekt haben?« Sie lacht – und ich mit. »Aber ... wenn ich ehrlich bin, manchmal sehne ich mich ja nach dem Esspapier.«
»Ja!«, lache ich. »Ich weiß sehr genau, was du meinst.«

Noch mehr Essens-Nostalgie
Oder: Wenn man am Kindergeburtstag selbst Kind wird

Jede Mutter kennt ihn: diesen Tag im Jahr, an dem man morgens schon todmüde, aber mitfiebernd aufspringt und abends vollkommen ausgepowert auf dem Sofa liegt und nur noch »Rotwein!« winseln kann. Kurz: Kindergeburtstag! Man hat die halbe Nacht noch eingepackt, aufgebaut, Ballons aufgeblasen, dekoriert, sich dann ins Bett geschleppt und ist im Kopf noch mal den gesamten Party-Tag durchgegangen, bis die Müdigkeit einen übermannt hat.
Der Wecker klingelt heute früher als sonst, denn Karlotta muss in Ruhe auspacken, findet sie. Da unsere Mini-Maus heute Nacht auch schon zweimal gefeiert hat – mit ihren Milchfla-

schen und mir –, ist mein Kreislauf etwas langsamer als ich.
»Anna, alles okay?« Mein Mann sieht mich an, als würde er überlegen, ob eine Notschlachtung sinnvoller wäre, als mich aufzupeppeln. »Kaffee?«
»Jaaa.« Und während ich mich mit Koffein dope, zündet er acht kleine Prinzessinnen-Kerzen an. »Happy birthday« brummend schleichen wir in Karlottas Zimmer, die schon kerzengerade und strahlend im Bett sitzt. Und während sie auspackt, rattert es in mir: Pausenbrot schmieren, dann Tisch decken, Ballons, Girlanden und Luftschlangen aufhängen, Give-away-Tüten mit Haarspangen, Monstern, Stempeln, Aufkleb-Ohrringen und Flummis befüllen, Süßigkeiten und Muffins auftischen, Gummizeug auspacken, Spiele vorbereiten, Schnitzeljagd-Fragen verstecken sowie kleine Schätze und den großen Schatz.
Habe übrigens im Netz gelesen, dass ich ziemlich 80er-mäßig feiere: daheim. Mit Luftschlangen. Und Spielen. Total oldschool. Aber, hey, das waren doch die besten Partys! Wer will Pokémon Go, Geocaching plus Obstspieße und Gemüseschnitze gegen Mumienwickeln und Schnitzeljagden in Begleitung von Esspapier und Gummigetier tauschen? Selbst ich nicht. Kindergeburtstag muss Kindergeburtstag bleiben, finde ich.
Druck macht man sich so oder so. Oder wie Sascha zu sagen pflegt: »Ein KG-Ernstfall wäre mein absoluter Horror! Das ist ja eine innen- und außenpolitische Veranstaltung zugleich. Das Kind muss selig, die Gäste begeistert und der Familienruf danach bestenfalls nicht im Eimer sein. Und dann das Aufräumen! Und die anderen Eltern! Die rezensieren dich ja wie ein Theaterstück! Was gab es zu essen? Was wurde unternommen? Und: Was war in der Grapschtüte zum Mitnehmen? Sorry. Not my world.«
Dennoch fühle ich mich auch immer ein bisschen, als wäre Weihnachten, wenn meine Töchter ein Jahr älter werden. Auch

wenn mir während der Vorbereitungen schon die Zunge aus dem Mund hängt. Baby Theresa hängt an mir, als wäre sie ein Klammerschwanzaffe auf Entzug, ich baue also einarmig die Partytafel auf. Dabei steigt mir dieser übersüße Duft in die Nase. Nach kaltem Haribo-Entzug vor über einem Jahr fühle ich mich wie olfaktorisch terrorisiert. »Iss mich!«, scheinen die kleinen bunten Teile zu rufen, die ich in Schalen fülle. Gummitiere, weiße Mäuse, Maoam, Esspapier, Candy-Armbänder, Leckmuscheln. Ja, ich habe tatsächlich Leckmuscheln gekauft. Musste sein. Nur Smarties habe ich mir verkniffen, da soll Aluminium drin sein, und das erschien mir doch etwas schlimmer als ein Zuckerrausch.

Generell gilt ja, man muss diese Gelegenheit beim Schopf packen. Bedeutet: »Unbedingt eskalieren!«, wie meine Freundin Kim sagen würde. Sie wissen schon, das ist die, die gerne mal fastet. TV-Reporterin, Zweifach-Mama, Lebefrau, nach Eigen- und Fremdaussage. Kim macht es immer so: Sie kauft Wochen vor dem Kindergeburtstag den ganzen Mist ein und testet den dann erst mal. Natürlich kauft sie einen ordentlichen Vorrat, damit sie dann auch am Tag X genug hat. Da sie aber vorher alles selber isst, muss sie dann noch einmal los. (Ihren Kindern werden wir dieses Buch aus Image-Gründen lebenslang vorenthalten, versteht sich.)

»Du isst das doch nicht, oder?« Lachend steht mein Mann hinter mir, Ballons aufpumpend. Dieses Jahr waren wir nämlich schlauer und haben eine Luftballonpumpe gekauft.

»Nein, natürlich nicht«, nuschle ich mit vollen Wangen und tue so, als wären sie es nicht.

»Sicher?«

»Na ja, die Maoams und Leckmuscheln sind so Kindheit ...«

»Da!«, zeigt Theresa auf ein Maoam-Papier, das vom Biertisch nach unten segelt. Übrigens auch total 80er, Bierzeltgarnituren.

Um 13.30 Uhr holen wir das Geburtstagskind von der Schule ab. Die Uhr tickt. Um 15 Uhr geht es los.
»Wie war es in der Schule?«
»Gut.«
»Wie war das Essen?«
»Gut.«
»Was gab es denn?«
»Weiß ich nicht.«
»Das ... weißt du nicht mehr?«
»Nein. Doch. Warte ... irgendein Schnitzel, das irgendwie ohne Geschmack war. Und einen Namen haben sie dem armen Tier gegeben: Tofu.«
»Ah ja.«
»Können wir schon mal die Playlist anwerfen und tanzen?«
»Klar.« (Verdammt! Ich muss doch Kräfte sparen!) Ich tanze eigentlich gerne, nur mit Baby auf dem Arm wird das nach einer Weile etwas viel. »Egal-egal-egal« dröhnt der erste Song aus der Anlage, von der »total berühmten und voll coolen Bibi-und-Tina-Darstellerin« Lina Larissa. Und ich bin stolz. Stolz darauf, wie groß ich sie bekommen habe und was für ein fabelhaftes Mädchen Karlotta geworden ist. Nach ein bisschen Stage Diving von der Bierzeltbank klingelt es, und die Gäste strömen alle zusammen hinein. »Hallo, Anna, mein Geschenk muss zuerst ausgepackt werden. Und ich möchte nachher noch performen. Kannst du dafür sorgen, dass dann alle auf mich gucken?«, unterweist mich die liebe Lilly mit ernstem Gesichtsausdruck. Ich schenke klebrigen Kindersekt aus und verschütte kontinuierlich die Hälfte, da ich ja nur einen Arm habe. »Egal-egal-egal« dröhnt es aus dem Lautsprecher. Parallel fühle ich mich benebelt von dem süßen Geruch, der über den Tisch wabert.
»Mama, können wir erst tanzen, oder sollen wir jetzt auf Schnitzeljagd gehen?«

»Erst raus!«, kommandiere ich.
Da trifft Patentante Julia ein: »Anna, isst du das?«
Ich: »Ich?«
»Ja, du riechst so nach Maoam.«
Ertappt. Ich mich sogar selbst.
»Ein bisschen Kindheit auf der Zunge.«
»Geil! Leckmuscheln! Die gab's immer in jedem Restaurant mit der Rechnung.«
»Genau!« Wir lachen. Essen, oder in diesem Fall Naschkram, ist eben auch Vergangenheit. Kindheit. Prägung. Erbgut. Erinnerung. Belohnung. Trostpflaster. Wir naschen ja nicht nur, weil der Körper das will. Und der will das eigentlich nur, wenn er einen Mangel ausgleichen möchte. Wie etwa den an Magnesium. Dann greifen wir zur Schokolade. Dabei wäre eine Banane viel besser. Aber die isst sich so doof vor der Glotze, und dann sitzt du da wie Hein Blöd mit der Schale in der Hand. Schoko-Crossies sind da leider viel geschmeidiger.
Angeblich kann man die Lust auf Süßes mit Aromen verhindern. Also einfach etwas Vanilleöl in die Duftlampe, die man ja immer dabeihat, träufeln – und schon sind wir frei von der Lust auf Zucker. Geniale Fitness-Magazine empfehlen auch, einen Timer zu stellen und zehn Minuten etwas gänzlich anderes zu machen. Denn die Sehnsucht nach Süßem ist angeblich purer Frust. Würden wir zehn Minuten Seil springen, wäre es sofort weg, das ganze klebrige Begehren. Und so ein Springseil passt ja in jede Handtasche: Wenn es uns beim Kaffeeklatsch mit Freundinnen wieder überkommt, einfach mal kurz rausholen und 'ne Runde den Boden abhopsen. Vielleicht gleich im Rudel. Dann wissen auch alle gleich Bescheid.
Und warum mögen wir süß jetzt so gern? Die Natur hat uns mit der süßen Vorliebe ausgestattet, damit wir nicht irgendeinen giftigen Blödsinn essen und aussterben. Wäre ja mehr als kontraproduktiv gewesen. Und als unsere Vorfahren hin und

wieder nicht sicher waren, ob etwas essbar ist, mussten sie einfach ihren Geschmacksnerven trauen. Süß war der Indikator für nahrhaft und ungefährlich. Wie wir jemals grünen Tee, Tonic oder Bier für uns entdeckt haben, ist mir dann allerdings schleierhaft. Oder das waren die Freigeister, die es wissen wollten mit einer Bitter-Grenzerfahrung. Dabei ist grüner Tee eine super Bremse gegen den Heißhunger auf Süßes! Mein Trick 17, wenn ich in der kuscheligen Jahreszeit kurz vor Weihnachten auf die Bremse treten will. Schon ein, zwei Tassen am Tag, und mir ist alles zu süß. Dummerweise habe ich vor der Geburtstagssause keinen getrunken!

Die Schnitzelkids toben durch den Garten, Theresa schläft in ihrer Karre, fast will ich mich entspannen, als plötzlich alles kippt. Meine Rätsel, um die nächste Station bei der Schnitzeljagd zu erraten, sind offenbar viel zu schwer. Die Kinder finden dafür Zeichen und Umschläge, die erst für viel später geplant sind. Das Geburtstagskind heult, weil es Angst hat, nicht zu gewinnen. Und Lilly streitet sich mit ihren Mitspielern, weil sie findet, dass sie am besten vorlesen kann, aber keiner sie versteht mit ihren laaaaaaaangeeeen Voooooookaaaaaaaaleeeeeeen. Alle sind geeeneeeeervt. Dazwischen Julia und ich: »Halt!«, »Stopp!«, »Falsche Station!«, und schließlich: »Frieden! Julia unterstützt Gruppe eins, ich Gruppe zwei, alles wird gut!«, brülle ich in alle Richtungen. Das Baby wacht auf und weint. Die ersten Tropfen fallen vom Himmel. Hilfe! Oder: »Egal-egal-egal«?
»Ich will lesen. Ich mache es am besten«, motzt Lilly.
»Aber man versteht die Sätze nicht, wenn du liest«, schimpft Karlotta. Und für einen Moment giften sich die beiden kleinen Mädchen an, als sei jegliche Freundschaft beendet. »Okay, ich lese. Und wer will eine Leckmuschel?«
»Ich! Ich! Ich! Ich!« Muschel sei Dank, Frieden auf dem Schnitzelgelände! Danach raten wir uns durch meine selbst kreierten

Rätsel. Maoam mampfend. Esspapier knackend. Candyschmuck kauend. Die Mädels einigen sich sogar streitfrei, wer welche Geschmackssorten haben darf. Wer hat behauptet, dass Zucker aggressiv macht? Gilt zumindest nicht am Kindergeburtstag. Bin ich froh, dass ich den miesen Curry-Gewürz-Ketchup und Heinz Tomatenketchup mit extra Zucker gekauft habe. Nicht dass die kleinen Monster ihre Pommes in den sonst bei uns üblichen Bio-Ketchup auf Apfelmusbasis tunken und plötzlich wieder mutieren. Meine Nerven sind ebenfalls geglättet. »Wir haben den Schatz!«, jubelt eine Gruppe. Bedeutet: Halbzeit! Alle bekommen natürlich den gleichen Schatz, eine kleine Spy Cam, und trampeln ins Haus. Und so naschen, twistern, stopptanzen und flaschendrehen sie sich durch den restlichen Tag. Alle entspannt. Sogar ich.

Julia grinst mich an. »Weißt du noch? Meine Geburtstage? Immer ins Hansaland, alle trugen Benetton-Sweatshirts, und Jan war immer am lautesten. Loopingbahn fahren, Pony reiten, Gold waschen. Und was haben wir genascht? Kaugummi aus Plastiktuben, Hubba Bubba, Smarties – und wir leben noch.« Unfassbar, aber wahr. Ich – Partyplanerin und lässige Zuckerpuppe – bleibe cool, selbst als die Party-Gang nach dem Mumienwickeln das Toilettenpapier im ganzen Wohnzimmer verteilt. Eine Schlacht beginnt, alles fliegt, neben den Papierrollen auch Luftschlangen, Geschenkpapierfetzen, Ballons und Girlanden. Aber sie strahlen alle. Mit der Polonaise verteilen wir alles noch mehr im Haus. Vom Esszimmer geht es durch die Halle ins Wohnzimmer, immer im Kreis. »Egal-egal-egal«.

Als meine Freundin Annette ihre Tochter Jule um sechs abholt, schlägt sie nur die Hände vors Gesicht und murmelt: »Oh Gott, Anna, das geht doch nicht. Ich muss dir helfen. Mein schlechtes Gewissen frisst mich sonst auf. Wo ist der Staubsauger? Hast du einen Müllsack? Nein, Himmel. Ich muss jetzt für dich aufräumen.« Erst wehre ich mich, dann entschließe ich mich ganz erwachsen-souverän um: »Weißt du was? Wenn du unbedingt willst – mein Arm freut sich.« Den spüre ich nach drei Stunden Babytragen schon nicht mehr. Der kleine Monkey schläft inzwischen. Und während Annette saugt und die Kids immer noch tanzen, trudeln nach und nach alle Eltern ein. Das Surren des Staubsaugers klingt ein bisschen wie die Funktionsgeräte-Interpretation des Rausschmeißsongs »Wer hat an der Uhr gedreht?«. Sie wissen schon, der Song, der um fünf in den Clubs läuft, wenn das Personal alle Endlostänzer an die Luft befördern will.

Als auch das letzte Kind aus der Tür gezockelt ist, fühle ich mich erleichtert. Es ist vorbei! Nur noch aufräumen. Dank Annette nur noch marginales Wegschmeißen, Wegtragen und Zusammenraffen. Zwei Stunden später: Das Baby schläft, Geburtstagskind Karlotta hat ihren letzten offiziellen Geburtstagsgutenachtkuss bekommen und liegt selig, ihrem neuen Hörspiel lauschend, im Bett. Partyfee Mama liegt erschöpft, zufrieden und mit einem neuerdings extrem muskulösen Arm auf dem Sofa zwischen Luftballons. Grinsend. Mein Mann öffnet den kalt gestellten Schampus und flüstert: »Ist noch was vom bösen 80er-Naschkram übrig?«

Der perfekte Sound vom Cornflakes-Knuspern
Oder: Warum Augen und Ohren mitessen

Wenn ich Chips esse, dann die ganze Tüte. Gilt auch für Schokolade. Ist das bei Ihnen auch so? Hier die gute Nachricht: Es ist nicht Ihre Schuld. Übrigens: auch nicht meine. Sondern die von Fooddesignern, die dafür auch noch ein Heidengeld bekommen. Wir werden manipuliert, und wie! Nehmen Sie zum

Beispiel diese Chips, an die man ein »letten« dranhängt. Und raten Sie, warum die so ulkig gekrümmt sind? Damit sie besser in den Mund passen! Genauer: zwischen Gaumen und Zunge. Und dann das Geräusch beim Reinbeißen! Dafür sitzen Sounddesigner in Soundlaboren und ermitteln den perfekten Klang. Den Klang der Kauleisten, die Chips zerteilen. Das gilt übrigens auch für den perfekten Sound von Bier, das ins Glas schäumt, oder Cornflakes, die im Mund krachen. Der richtige Sound löst eine Menge in uns aus. Dann essen wir Affen nämlich brav weiter, bis die Packung leer ist, und holen gleich noch eine neue. Allein an dem Geräusch, wie das Bier ins Glas perlt, erkennt der Extrem-Bierfan, ob das Gebräu warm oder kalt, schaumig oder eher wässrig ist. Falsches Geräusch – weniger Umsatz. Den Geschmack eines Würstchens bestimmen Sie übrigens auch selten selber – das Knackgeräusch sagt Ihrem Gehirn, ob es gut ist, und diese Info wird dann an unsere Geschmacksnerven weitergegeben. Vorher hat allerdings jemand im Labor Ihre potenziellen Kaugeräusche über Mikrofon aufgenommen, am Computer analysiert und am Sound des gefüllten, zwischen den Schneidezähnen platzenden Darmes geschraubt in Richtung »farbige, extrovertierte Klangkulisse«. Ähnlich übrigens auch bei Keksen – knackt es da nicht richtig, assoziieren wir das mit fehlender Frische.
Mit diesem Wissen laufe ich also durch die Gegend und schmunzele über mich, wenn ich Lust auf Tomaten-Mozzarella-Salat bekomme. Denn der ist wirklich super platziert worden. Hat weder Klang noch Geschmack, aber ein mega Image. Isst doch jede Frau gern. Weil wir uns einbilden, dass er nicht dick macht und auch sonst nicht stört. Wären das die Eigenschaften unseres Mannes, würden wir den vermutlich wieder zurückgeben. (Zugegeben, ein Büffelmozzarella ist noch etwas anderes, aber ich meine den ohne Büffel.)
Eigentlich wird's immer nur noch schlimmer: Irgendwann ha-

ben die lieben Fooddesigner gemerkt, dass wir nur noch im Stress sind, also nicht mehr sitzen und in Ruhe kauen und verdauen. Also haben sie Armaturenbrett-Essen erfunden. Damit ist alles gemeint, was man sich ohne Teller und Besteck reinschieben kann. Müsliriegel, Pommes, Hotdogs und Latte to go.

Sascha und ich sind heute in halb geheimer Mission in der Hauptstadt unterwegs. Schließlich bin ich hauptberuflich dauerneugierig, und da mein kaviaraffiner Freund ideal vernetzt ist, hat er vorgeschlagen, mir einen Ort zu zeigen, an den kein normal bekloppter Endverbraucher gelangt. Wir fahren in einen Hinterhof, der zu denken scheint, was vermutlich ganz Berlin lebt: »Auch egal.« Wir halten neben riesigen Müllcontainern, an denen der Berliner Kriechstress vorbeiwabert.

»Sieht ganz schön abgerockt hier aus«, stelle ich fest. »Ja, wie immer. Aufm Prenzlberg weiß man doch nie, ob das jetzt Sperrmüll ist oder das neue vegane Restaurant mit angeschlossenem Boutiquekonzept.«

Eine Hand klopft ans Fenster und winkt uns durch. Zwei Minuten später gehen wir ein paar Stockwerke unter die Erde und stehen in einem Tonstudio. Um uns herum hinter Glas lauter kleine Studios, die Wände tapeziert mit Eierkartons. Sind natürlich spezielle Schaumstoffverkleidungen, die nur so aussehen. Und ob Sie es glauben oder nicht: Vor dem Mikro in Kabine Nummer zwei steht ein junger Mann, der ein Würstchen isst. Der Sounddesigner Michi sitzt an einem riesigen Mischpult und sagt: »Ick weeß nich, aber die klingt noch nich so juut. Oder, Tobi?« Tobi grinst, winkt und beißt weiter.

»Und was macht ihr dann?«, fragt Sascha schmunzelnd.

»Na ja, dit kann ich eigentlich nich sagen. Aber wir geben das Sound-Ergebnis zurück an die Fooddesigner, und die feilen weiter an der Rezeptur, weeßte? Das sind die Food-Pornisten, die müssen für den Wow-Effekt sorgen. Die müssen den Nerv treffen. Wir sind nur die Ohren. Wir hören, inwiefern die Rezeptur den Sound beeinflusst, und geben Empfehlungen ab. Wir denken sozusagen in Klängen.«

»Und woher wisst ihr, wie die perfekte Wurst klingt?«, frage ich.

Michi lacht: »Na ja, dit is Intuition, oder der Kunde hat Wünsche. Dann gibt's 'n Kick-off, und wir präsentieren Sounds für die gewünschte Richtung. Oder wir arbeiten mit Lautmalerei, generieren Adjektive. Dann definieren wir ditt, also die Sound-Ästhetik, dann gibt's 'n paar Moodboards, also akustische, und machen dem Kunden 'nen Sound Guide. Und dann wird die Rezeptur manchmal noch einmal überarbeitet.«

»Wahnsinn!« Sascha ist fasziniert. »Für Kaviar gilt das aber nicht?«

»Nee, hatten wir noch nicht dabei«, sagt Michi und drückt auf eine Taste. »Lass mal Pause machen, Kollege!«

Wir gehen in den Hinterhof, Michi muss rauchen, ist ja Berlin, auch egal, und Sascha philosophiert: »Wenn mein Löffelkaviar jetzt noch ein bisschen krachen würde, würde ich dann mehr essen, wenn es denn zu meiner persönlichen Assoziation passen würde? Ich will auch einen Sound für mein Grundnahrungsmittel und manipuliert werden!«

»Theoretisch ja.« Michi ascht in eine Grünpflanze. »Aber Kaviar ist ja eh ziemlich akustisch.«

»Ach ja?« Sascha ist ganz Ohr, während er an seiner Zigarette zieht.

»Ja. Wenn du mal janz jenau hinhörst: Der Klang von gutem Kaviar, wenn er gepackt ist, also wenn de Eier aneinanderreiben, weeßte, ditt ist wie 'ne schnurrende Katze! Musste mal an die Lauscher halten! Is ooch 'ne super Qualitätskontrolle, wa?«

Sprachwunder: Aus Grünkohl wird Kale
Oder: Wie Trends unser Essverhalten beeinflussen

Das Leben kommt mir manchmal ganz schön absurd vor. Da bist du vorgestern noch ein pickliger Teenager, der Himmel hängt voller Geigen, weil du dich mit deiner ersten großen Liebe verlobt hast, weil die ja für immer ist, und haust dir eine Tütensuppe rein. Irgend so ein Maggi-Knorr-Tüten-Erzeugnis, aus dem nur Pulver rieselt, das dann ernsthaft zu einer Brokkolicremesuppe mutiert. Fast 20 Jahre später frage ich mich, wie ich das überlebt habe. Haben meine Zellen nicht alle laut aufgeschrien?

Ob ich weniger Pickel gehabt hätte, hätte ich Smoothies getrunken? Die Pickel wurden von der Kosmetikerin eliminiert, die Welt war in Ordnung. Darauf erst mal eine Tütensuppe. Ich fand, das war Kochen. Und alle haben's gegessen. Bauchweh hatte ich auch nicht, mit 17. Ein Klassenkamerad, der gute Janni, Gruß an dieser Stelle, trank jeden Tag mehrere Flaschen Cola. 1,5 Liter. Sorry, wussten deine Eltern das? Hoffe, ich darf das schreiben, inzwischen ist er ja verheiratet und zweifacher Vater.

Heute wundere ich mich, dass es Tütensuppen und Cola noch gibt, und frage mich, wer das kauft. Meine Mutter hat sich bei den Tütensuppen mit Sicherheit nichts gedacht, Mitte der 90er – heute würde ich eher einen Slow-Motion-Hechtsprung machen und dabei den Suppenteller aus dem Fenster schleudern, als dass meine Töchter so etwas essen dürften. Und Cola ist ja eh nur Phosphorsäure.

Neulich sagte meine Freundin Johanna: »Ich bin durch mit Fleisch. Das ist so widerlich. Ich will das nicht mehr. Ich mache Frikadellen jetzt nur noch aus Pilzen und Cheddar.« Okay, dachte ich, recht hat sie. Wenn man Bolognese und Buletten so gut nachahmen kann, dann möchte ich auch kein Fleisch mehr. Nicht mal mehr Bio-Fleisch. Bis auf die eine oder andere Steak-Ausnahme vielleicht.

Dann sagte meine Freundin Anouk: »Weizen und Gluten geht gar nicht. Also das lassen wir jetzt für immer weg. Selbst in Bio-Qualität pumpt mir das den Bauch auf, als hätte ich Drillinge auszubrüten. Überhaupt Brot. Das macht nur dick.« Recht hat sie ja, dachte ich. Weizen essen wir sowieso nie. Außer hin und wieder mal bei Luigi. Ansonsten geht das wirklich nicht. Und Milch auch nicht. Die Hormone! Reis soll übrigens auch verseucht sein – mit Arsen. Selbst der aus dem Bio-Markt. Also der auch nicht mehr. Und Fisch ist ja nur voller Plastikpartikel. Nee. Geht auch nicht mehr. Mein Mann stimmt mir zu. Und Zucker reduzieren wir drastisch – macht nur Falten und Krebs und lässt die Kinder Amok laufen. Und dann sitzen wir da: »Was kochen wir jetzt?« Geht ja nur noch Gemüse und Obst. Immer und permanent? Karlotta kommt rein und sagt: »Ich hab Hunger. Können wir Hotdogs essen gehen bei Ikea? Und danach ein Eis?« Und ich denke an meine Kindheit. An Kindergeburtstage mit Aluminium-Smarties und die Tütensuppen in der Teenagerzeit.

Ob wir irgendwann noch mal umdenken? Und dann merken, dass alles nur Mode war? Nein. Dafür fühlt sich vieles zu gut an, wie der grüne Smoothie am Morgen. Aber ob irgendwer irgendwann merkt, wie eklig eigentlich gequollene Chia-Samen sind? Gelegentlich wäre ja etwas weniger anstrengend schön. Dann könnte Kale wieder Kohl heißen. Einfach Grünkohl. Klingt ja nicht so super. Vitamine stecken trotzdem drin. Kann man trotzdem »raw« mixen und nicht mit Pinkel und Schwein essen. Man stelle sich vor: Eine Bowl wäre wieder ein Salat. Haferbrei wären keine Oats. Der Bio-Markt wäre Tante-Emma. Foodporn wäre einfach ein leckeres Essen. Und das

Gluten wäre nicht genverändert, die Brötchenteige würden wieder gehen. Welch Welt.

»Diese Welt gibt's noch, keine Sorge!«, erklärt Sascha mir trocken über die Freisprechanlage: »Ich bin gerade im wilden Osten unterwegs und habe mir gerade mein Mittagessen bei Mandy an der Tanke bestellt.«

»Das ist nicht oldschool, sondern eklig!«, stelle ich fest.

»Na ja. Mandy hatte noch einen Genossen an der Aufwärmstation und hat ihm dann rübergebrüllt: »Enrico, machste dem Herrn mal een von den Fernfahrerpimmeln ohne Brötchen mit Senf fertsch?«

Der Hype um den Thermomix
Oder: Wie ein Küchengerät zur Glaubensfrage wurde

»Dö-dö-dö-ding-ding-dö! Drücken Sie auf WEITER!«
Einen Thermomix zu haben ist so was wie eine Religion, habe ich festgestellt. Wie Wimpernserum statt Ankleben oder Instagram statt Facebook. Entweder du glaubst an das Teil oder nicht. Manch ein User dieses Geräts denkt auch gleich, er sei ein Lifestyle Blogger, der täglich Foodporn herstellt. Hashtag: #thermonixe #thermoqueen #thermosucht #thermomixlover #hattemalkurzlustaufirgendwas #solangefotografiertbiseskaltwar.

Und in dem Moment, wo ich über diese Anschaffung nachdenke, bin ich offiziell alt. Oder »nicht mehr jung«. Wenn man sich über Küchenmaschinen austauscht, ist man im Leben definitiv ein Level weiter. Dö-dö-dö-ding-ding-dö. Logisch, oder?

Lars, 37: »Was ist das für eine Frage, Herzchen? Ich warte ab

sofort auf deinen neuen Anti-Aging-Blog!« Antwortklassiker. Du hast auf jeden Fall sofort neue Feinde und neue Freunde, wenn du überlegst, dir so ein Teil anzuschaffen. Ich mache es wie immer – ganz Journalistin – und sammle Meinungen.
Sascha macht eine angewiderte Handbewegung: »Ma chère, Thermomix ist wie alte Omas auf die Straße schubsen – macht man nicht. Da halte ich es wie Karl Lagerfeld mit Heidi Klum: ›Kenne ich nicht.‹«
TV-Kollegin Andrea Ballschuh wiederum liebt ihren: »Man kann vielleicht ohne leben, will ich aber nicht mehr. Seit ich ihn habe, esse ich viel gesünder, weil alles so schön schnell geht und ich dadurch alles frisch zubereite. Und ich heule nicht mehr beim Zwiebelnschneiden. Ich kenne sogar Spitzenköche, die so ein Teil haben.«
Meine Kollege Mario vertritt das andere Lager: »Ich habe keine Ahnung davon.« (Auch sehr typisch für viele Männer – keine Ahnung, aber dagegen! Sorry, Mario!) »Aber völlig überteuert. Wer so was kauft, holt sich auch einen Vorwerk-Staubsauger für 2000 Euro.«
Ich: »Aber die saugen echt gut.«

Unser aller Jugendschwarm Arne – keiner konnte im Nautic 1998 so gut tanzen wie er – ist inzwischen Profikoch und schreibt mir nur: »Schneide selbst, fass die Pfanne selber an, lerne ein Messer richtig zu halten, brate das Fleisch, den Fisch oder das Gemüse lieber in einer Gusspfanne. Es schmeckt viel besser. Verlass dich auf deine Sinne. Kochen soll nicht schnell gehen. Es soll Spaß machen, auch mal dreckig sein, man muss sich auch mal verbrennen, und die Küche muss auch mal wild aussehen. So, muss jetzt kochen. Ohne TM.«
Hat er auch wieder recht, der alte Poet! Aber was ist mit den anderen Tagen? An denen ich auf leidenschaftlich-slow-und-dreckig gern verzichte, ich noch Text lernen muss, die Kinder ver-

rücktspielen, Karlotta noch zum Reiten und Theresa zum Kinderarzt muss, die Hausaufgaben zu lange dauern und jeder etwas anderes essen will? Ich möchte ja nur eine Unterstützung, keinen Diktator. Und buche eine Vorführung dieses Apparates. Mein Mann ist auch gespannt und will der Demonstration beiwohnen. Wir entscheiden uns für ein Probekochen von Hackbällchen in Currysauce mit gedünstetem Gemüse und Reis – all das soll die Wundermaschine parallel machen. Ich fahre noch schnell los und hole frisches Bio-Hack (Sie wissen ja – Bio-Nazi und so), gehe noch fix mit Theresa eine Runde um den Block, damit sie auch schläft, um dann pünktlich um 15 Uhr auf unsere Thermomix-Fee zu treffen.

»Hallo, ich bin Dorinda Heidekraut!«, stellt die sich vor. Und lächelt mich an, als käme sie von der Heilsarmee. Ich mag sie sofort. Hübsch, Anfang 30, guter Humor, eigentlich Krankenschwester, der Termin wird auch für meinen Mann immer besser. Ich hatte eigentlich eher Tine Wittler für Küchenmaschinen erwartet – er vermutlich auch. Nun steht da unsere Thermomix-Fee und erinnert mich mehr an eine von unseren *MDR*-Wetterfeen, nur dass heute kein Sonne-Wolken-, sondern ein Zutatenmix ansteht.

Meinen Mann findet Dorinda jedenfalls auch nicht unsympathisch, und ich überlege, ob ich die beiden vielleicht kurz allein lasse. Jenz ist ein gut aussehender Typ, der Typ, den jede Frau attraktiv findet, breite Schultern, dunkler Teint, tiefe Stimme, aber so oft flirtet der ja auch nicht. In der Firma Chef, abends daheim, da kann er sich auch mal überm Dampfgarer ein bisschen anhimmeln lassen. Für diese Zeilen hasst er mich jetzt bestimmt fünf Minuten lang, weil er das ja gar nicht braucht und so glücklich verheiratet ist. Aber ich finde, es hat noch keiner Blume geschadet, wenn auch mal ein fremdes Bienchen im Vorbeifliegen kurz in Verzückung gerät. Landen kann man ja zu Hause. Und man muss auch ganz klar sagen: Wir sind ja auch keine Unschuldsweibchen. Im Leben einer jeden Frau gibt es diesen einen Mann, der sie in jeder Lebenslage kennt, der immer Verständnis zeigt und auch deine Kinder und ihr Gekrakel akzeptiert, wenn du ihn nicht schon wieder in Jogginghosen empfangen willst: der Paketbote. Das ist ja schon fast eine Beziehung. Menschen mit Funktionen sind ohnehin die besten Gelegenheitsflirts. Postboten. Apotheker. Zahnärzte. Knöllchenverteiler. Muss man mitnehmen. Das Leben ist kurz. Deswegen brauche ich mehr Zeit – und einen Vaporoma oder wie das Teil heißt.

»Varoma, mein Schatz!«, erklärt mir mein Mann. Das Teil schneidet die Zwiebeln in einem Wimpernschlag. »Dö-dö-dö-ding-ding-dö!«, dröhnt der Signalton des Küchenufos durchs Haus.

»Jetzt auf WEITER drücken!«, erklärt Dorinda lächelnd. Das Gerät weiß nämlich, was wir kochen und was es dafür braucht. Ein Ei. »Dö-dö-dö-ding-ding-dö!« WEITER. 600 Gramm Hack. Alles vermengen. WRRRRR.

»Dö-dö-dö-ding-ding-dö!« Wir formen Hackbällchen – per Hand. Paprika hatte Dorinda schon geschnitten mitgebracht, dazu Schalotten. »Dö-dö-dö-ding-ding-dö!« Reis einfüllen. »Dö-dö-dö-ding-ding-dö!«

»Kann man das auch ausschalten?«

»Das hat noch nie einer gefragt. Die meisten lieben das Geräusch.«

»Verstehe.«

Inzwischen dampfgart unser Küchenwunder hinter uns, und wir bekommen einen Vortrag mit Pappaufsteller, der uns auf die Vorteile hinweist. Wir bekommen 50 Euro geschenkt, wenn wir mit Wildfremden zusammen eine Thermomix-Party schmeißen.

»Das ist ja irre. Wer kommt denn da?«

»Ich. Und drei Leute, die den Thermomix noch nicht kennen.

Es können auch Ihre Freunde sein«, grinst Dorinda. PFFFFFFF macht hinter uns das Garteil.

»Und ich!« Mein Vater steht überraschend in der Tür. »Gibt's hier was zu essen?«

Mein Vater, am Herd so talentiert, dass das Größte, was er »kocht«, eine Fertigpizza ist, die er in den Ofen balanciert, interessiert sich plötzlich auch für das Gerät. Und so lesen wir uns durch die Broschüren, öffnen kurz die Tür zu einer Welt aus 6000 Rezepten – mit Gelinggarantie. Ich fühle mich wie Alice im Thermomixland! »Gelinggarantie« – das Wort gefällt mir gut. Bräuchte man ja viel öfter im Leben. Für die Führerscheinprüfung. Den Kuss mit 22 mit dem GZSZ-Darsteller in einem Hinterhof in Mitte. Den ersten Job in einer TV-Redaktion, in der jeder vom Chef mit dem Mülleimer beworfen oder Psychotests unterzogen wurde. Die erste Ehegattenauswahl. Die Kinderzeugung. Die Erziehung. Ein Leben mit Gelinggarantie. Wo sich unsere Gesellschaft doch im Moment dauernd selbst optimiert – wenn wir auch noch vorher wüssten, dass das auch garantiert klappt. Was für ein Verkaufsargument!

»Dö-dö-dö-ding-ding-dö!« Du bist 100 Prozent besser als vorher.

Und während ich das hier tippe, unterstreicht mein Schreibprogramm ständig das Wort »Gelinggarantie«. Kennt es nicht. Gibt es nicht. Bei der Thermo-Fee schon. Schöne neue Welt. Wer will da noch an der ollen Herdplatte stehen? Die verspricht dir gar nichts! Die sagt höchstens: »Stell drauf und dann viel Glück. Ich bin heiß – mehr nicht.« Und auch, wenn ich mich blendend darüber amüsiere, muss ich eins feststellen: Die Küche ist sauber, es gibt nachher nur ein, zwei Teile abzuwaschen, die komplett in den Geschirrspüler gehen, ich habe nicht gefühlt zehn Minuten vor einer Zwiebel gestanden und sie angeheult wie sonst. Es ging alles sehr schnell, und jetzt kümmere ich mich nicht mehr um das, was da gart. Das macht das Teil für mich. Es ist etwas stumpf, denn gedacht, gewogen und geschnibbelt hat das Maschinchen. Gehirn abgegeben. Aber ganz ehrlich: Wer will denn immer selber denken? Sie vielleicht? Ich kann auch mal einfach nur »Dö-dö-dö-ding-ding-dö«. Habe ich gar kein Problem mit.

Das Ergebnis? Was soll ich sagen? Unser Gericht schmeckt so gut, dass wir fast die Teller ablecken. Mein Vater isst auch gleich mit.

Insofern: alle thermofiziert, fürchte ich. Dorinda entschwebt zeitgleich der Küche, alles mustergültig, alles sauber, wünscht uns guten Appetit, bleibt auch in der Zukunft ansprechbar, wenn wir das wollen, man muss sie einfach mögen, »dö-dö-döding-ding-dö«, hier noch eine Reinigungsbürste für das Gerät, kann man auch für die Autofelgen nehmen, machen die Männer gerne, Tür zu, WEITER, essen.

Die Entscheidung ist gefallen. Das Teil ist nichts für große Gefühle, da wabert kein Hauch von Madame Mallory durch die Küche, wenn es ein Curry gibt, und man kann sich auch nicht als Menükreateur ausleben. Aber es spart Zeit, in der ich mich Karlottas Hausaufgaben und Babys Beulen widmen kann, es gart Gemüse auf den Punkt und schnibbelt alles, wofür ich Stunden bräuchte und mir dabei des Öfteren in den Finger schneide. Mein Mann will übrigens weiterhin mit seinen geliebten japanischen Messern schneiden, was bei ihm zugegebenermaßen auch relativ flott geht – aber für mich, der der Sternekochschwung fehlt, findet er das Teil sinnvoll. Bin ich froh, dass er manchmal so ein Macho ist!

Also kurz: Wir sind dem Thermomix und Dorinda erlegen. Ich verstehe jeden, der so ein Teil überflüssig findet – oder anbetet. »Dö-dö-dö-ding-ding-dö!« WEITERblättern.

Erhöhe die Schwingung!
Über Lebensmittel höherer Energie
Oder: Wie Sie Ihr Essen dynamisieren – Achtung, speziell!

Ich weiß nicht, wie das bei Ihnen ist, aber je älter ich werde, desto offener werde ich gegenüber Energiefreaks, Schamanen und anderen Geistheilern. Nicht weil ich das alles eins zu eins glaube, es ist einfach nur so angenehm anders. Oft auch klug. Und manchmal kann allein die neue Perspektive so erfrischend sein. Vermutlich, weil man mit 37 immer mehr Bullshit verkraften muss und einfach ein paar Überlebensstrategien braucht. Einen anderen Blickwinkel. Trost. Einen Hauch von Loslassen. Etwas Abgefahrenes, um sich lebendig zu fühlen. Oder Gin Tonic, aber den will man ja auch nicht ständig. Und solange die Freaks mich finden, denke ich, soll es wohl so sein. Solange sie mich nicht Uri-Geller-mäßig verbiegen und nicht ständig diese Klassiker wie »Ich bin damit noch mitten im Prozess« murmeln, bin ich offen.

»Anna, du bist so in Schwingung. Das ist ja unglaublich«, sagt Hans-Otto lachend. Wir sind beide in Ulrikes privatem Kochclub eingeladen. Bedingung: Du kommst ohne Partner, bist unterhaltsam oder bekochst alle anderen. So gibt es für die Clubgründer immer wieder neuen Input, und man lernt immer wieder neue Menschen kennen – cleveres Konzept. Zum Glück muss ich nur eloquent und hungrig sein. Das kann ich. Hans-Otto muss kochen und ist dabei so versiert, dass er noch Kapazitäten für Konversation hat. Dabei wirkt er so gar nicht wie ein Eso-Freak. Eher wie ein Aussteiger, der vergessen hat, dass man als Aussteiger nicht mehr zum Friseur gehen darf. Das dunkle Haar sitzt akkurat, die Schultern sind breit wie hoch, die Zähne weiß. Sweet 29 ist er. Keine Ahnung, wo Ulrike den herhat. Aber alle sind sehr angetan, und würde er behaupten, er sei Heidi Klums neues Boy Toy, ich würd's glauben. Und er scheint noch genug Zeit fürs Übersinnliche zu haben.

»Du schwingst so, das ist unfassbar«, stellt Hans-Otto noch mal fest, streicht sich eine dunkle Verführerlocke aus dem Gesicht und präpariert den größten Hummer aus ganz Timmendorfer Strand an diesem Abend. Dazu gibt es Süßkartoffelpommes, Trüffelmayo und Spinatsalat. Und einen Haufen Zitronen.

»Wie meinst du das genau?«, frage ich etwas platt zurück. So eine Art von Kompliment, wenn es denn eins sein sollte, bekommt man ja nicht jeden Tag.

»Nun ja, jeder Mensch und jedes Etwas hat ja seine eigene Schwingung. Bei dir spürt man, dass die besonders hoch ist.«

»Ist das gut?«, höre ich mich fragen.

»Das sagt viel über dein Wesen aus. Hörst du viel Musik, schreibst du, lachst du viel, bist du häufig an der frischen Luft, ernährst du dich gesund, denkst du gute Gedanken über deine Mitmenschen?«

»Ja – bis auf die schwachen Momente. Aber du doch bestimmt auch?«

Die anderen Gäste lachen, zupfen leicht verlegen an sich herum, wir kennen uns teilweise erst seit 15 Minuten. Die Eiswürfel klirren noch in den Gläsern. Eine Blondine um die 40 hat ein Auge auf Hans-Otto geworfen.

»Logisch. Aber bei dir fällt es mir auf. Ich war gerade bei diesem Erhöhe-deine-Eigenfrequenz-Workshop in Darmstadt. Das war so inspirierend. Wir waren umgeben von Engeln und Lichtwesen.«

Es ist plötzlich sehr still in der Küche, nur der Thermomix macht PFF-RRR-PF-RRR! mit der Trüffelmayo. Offenbar ist der Rest der Gäste nicht ganz so offen und schwingt nicht ganz so heftig.

Und während alle anderen tief und tiefer ins Glas gucken, erfahre ich von Mr Boytoy Folgendes: Unsere Welt ist in Schwingung. Echt! Ein neutraler Ort weist ungefähr eine Schwingung von 12 000 Bovis-Einheiten oder Ångström auf. Übrigens benannt nach dem Typen, der das herausgefunden hat, einem französischen Physiker namens Alfred Bovis.

»Erfahrene Wünschelrutengänger pendeln dir das auch aus, wenn du herausfinden willst, wie viel Vibration in deinen vier Wänden wohnt, deinem Lebensort generell, deinem Essen«, erklärt Hans-Otto mit dem Hummer in der Hand.

»Essen?« Da bin ich wieder aufgewacht.

»Ja, dein Essen. Da musst du echt auf die Schwingung achten. Dann hast du mehr Energie. Gilt für Obst, Gemüse, Getränke, alle Lebensmittel. Auch der Einkaufsort, die Konservierung, die Kochweise sind entscheidend.«

Alle kauen schweigend betreten auf dem schwingenden Spinatsalat herum – nur ich bin ganz Ohr. Es ist einfach zu skurril. Und Hans-Otto total in seinem Element. Jedes Pendel würde bei ihm kapitulieren, so sehr schwingt der Mann. Das blonde Mädel neben mir guckt immer nur. Statt »War ja klar, dass der schwul/verheiratet/schon für die Nacht verplant ist« denkt sie sehr wahrscheinlich: »War ja klar, dass der jetzt ein Freak ist. Irgendeinen Haken gibt es immer.«

Ich lerne derweil etwas über Schwingungswerte: »Nimm Leitungswasser – das hat nur 5000 Bovis-Einheiten. Aber belebtes, also in seiner Struktur verändertes Quellwasser weist 10 000 auf – das Doppelte. Gezuckertes hat einen Bovis-Wert von 2000 Einheiten. Aber frisches Gemüse liegt bei 6300 bis 6800 Einheiten, Brokkoli etwa bei 9200. Folglich hast du dann wesentlich mehr Energie. Nur zum Vergleich: Eine Billigfleischwurst liegt bei 3600. Richtig gut sind reife Zitronen, die

liegen bei 12 000 Bovis-Einheiten. Damit kannst du auch Lebensmittel dynamisieren – zum Beispiel Fisch.«
Ausgehummert liegt der Tisch vor uns. Der Rest ist rauchen gegangen. Auch die Nichtraucher.
»Wir sollten das Thema mal ruhen lassen – ich recherchiere morgen dazu«, schlage ich Hans-Otto vor.
»Okay. Aber vergiss nie: Du kannst die Schwingung bestimmen. Und sogar ändern. Bei Fisch etwa. Träufle immer Zitrone drauf. Hebt die Bovis-Einheiten an.«

»Ach ja? Und wenn ich Zitrone auf meine fair gestopfte Gans träufele – ist die dann auch dynamisiert? Kann ich sie auch segnen für mehr Schwingung?« Sascha lacht so laut im Coast, dass die Dame neben uns brüskiert herübersieht. »Der denkt bestimmt auch, der Teufel hat die Mikrowelle erfunden? Wobei: Das hat er vermutlich auch!«
»Du bist gemein! Du kannst die Gans sogar segnen. Du musst sie nur besprechen. Mit so Begriffen wie ›Christos‹. Eins muss man Hans-Otto lassen: Er hatte auf jeden Fall viel Energie! Und er hat sogar ein Gerät daheim, um die Schwingung seines Essens anzuheben. Eine ›Neutralise‹ oder so.«
»Ma chère, ich brauche dringend eine schwingungslose Zigarette und einen toten Espresso.«

Tatsächlich lässt mich das Thema irgendwie nicht mehr so schnell los, wie ich dachte. Denn faktisch gibt es Lebensmittel, die uns mehr Energie geben als andere. Weil sie schon per se mehr Nährstoffe mitbringen. Sprossen etwa, wie Brokkoli oder Hirse. Samen mit all ihren Erbgutinfos für die nächste Pflanzengeneration. Alles, was Kerne hat, denn das will sich noch vermehren. Deshalb sollten wir auch lieber Obst mit Kernen statt der toten Neuzüchtungen essen.
Wie habe ich gejubelt, als es kernlose Weintrauben gab! Oder

kernlose Wassermelonen. Endlich nicht mehr dieses Gepule. Dabei habe ich nur kastriertes Zuchtzeug gegessen. Unfruchtbares Hybridobst ohne Erbgut, aber mit mehr Zucker. Oder wie Kimberly Snyder sagt: »Naturbelassene Früchte mit Samenkernen bersten fast vor Lebenskraft. Wenn wir davon essen, nehmen wir diese Energie in uns auf und erhöhen damit unsere eigene positive Ausstrahlung.« Kein Wunder also, dass Drew Barrymore & Co. wie blöd Weißkohl, Kichererbsen, Linsen und Sonnenblumenkerne futtern. Die warten schließlich bis zur Urne auf die Rolle ihres Lebens! Da bin ich besser dran: Ich hab die schon. Momentan spiele ich Mama, Köchin, Putzfrau, Waschtante, Personal Shopper, Nachhilfelehrerin, Taxifahrerin, Ehefrau, TV-Moderatorin und Autorin. Das sind deutlich mehr, als Romy Schneider in Sissi gespielt hat, insofern brauche ich auch mindestens so viel Energie wie halb Hollywood. Also wird ab sofort wieder gepult und Sprosse in den Speiseplan eingebaut.

Eine Neutralise habe ich mir übrigens nicht zugelegt. Das war mir dann doch zu viel. Aber ich dynamisiere alles mit Zitrone. Sogar die Kabeljau-Fischstäbchen der Kinder. Falsch kann es ja nicht sein, und schmecken tut's auch allen. Und irgendwie, bilde ich mir ein, sind hinterher alle besser drauf, wenn wir dann – neuerdings zu Justin Bieber – durch die Wohnung tanzen. Die Energie tanzt mit. Und vermutlich auch alle anderen Lichtwesen und Geister, die gerade heimlich bei uns zu Besuch sind. Karlotta hat dann auch grenzgeniale Einfälle: »Also, wenn wir noch einen Bruder kriegen, muss er Justin heißen. Oder Bieber. Bieber Funck, das ist cool.«

Sascha stellt die Ernährung um
Oder: Wenn Zeichen und Wunder geschehen

»Ich hab's getan. Es ist großartig.«
Ich kann es immer noch nicht glauben. Sascha sitzt acht Kilo leichter vor mir im Hauseingang. Er hat tatsächlich seine Ernährung umgestellt. Sascha!
»Warum du?«, frage ich. »Da sieht man dich mal ein paar Wochen nicht, und dann kommst du so halbiert daher?« Wären wir Comicfiguren, in meiner Sprechblase stünden mindestens acht Fragezeichen. Gesichtsausdruck: wie ein Minion. Der mit nur einem Auge.
»Na ja, ich hatte jetzt die Wahl, Mitte, Ende 40. Dick und rund werden, Glencheck-Hosen und rote Schiebermütze tragen und Vorkriegsbentley fahren oder schlank und drahtig bleiben und wieder in meinen 356er Rennwagen passen. Ich habe mich für Letzteres entschieden.«
»Du hast nicht mehr in deinen Wagen gepasst?« Fast hätte ich vor Lachen meinen grünen Tee ausgespuckt. »Das glaube ich nicht. Bist du vielleicht frisch verliebt?«, frage ich zwinkernd.
»Ja. Natürlich. In mich. Und wie.« Sascha strahlt. Er sieht sehr gesund aus.
»Und was hast du umgestellt? Keine Milch mehr?«
»Gott, nein. Milch muss natürlich sein. Ich esse nur keine Kohlenhydrate mehr. Keine Nudeln, kein Brot, kein Reis, keine Kartoffeln. Milch trinke ich nach wie vor. Am liebsten eiskalt. Zum Runterspülen meiner Lieblingssünde.«
»Die wäre?«
»Syltella. Mein Nutella-Ersatz. Aber bitte nur zartbitter. Ach so, und Gin Tonic und Champagner gehen auch immer noch – die haben gar nicht so viele Kalorien.«

»Na dann.«
»Hast du etwas Kuhmilch für den Kaffee für mich?«
»Klar. Eine Gastmilch gibt es immer, wenn du kommst.«
»Ich bin jetzt übrigens sogar so schlank, dass selbst meine größten Widersacher nicht umhinkommen, mir auf offener Straße zu gratulieren, neulich sogar Gourmetkritiker Tom Tofu.«
»Der heißt nicht wirklich so?«
»Natürlich nicht. Ich nenne ihn nur so. Der liebt eben Tofu. Und ich finde es einfach widerwärtig. Neulich habe ich auf seiner Facebook-Seite gepostet, wie man Tofu am besten zubereitet: Tofu der Verpackung entnehmen, in den Müll werfen, Steak braten. Da war der entsetzt. Und die ganze Facebook-Stasileiste auch! Aber wie. Aber was diese Möchtegern-Hipster-Veganer da anbraten, das geht einfach nicht. Das kannst du essen, schmeckt dann aber scheiße. Und das muss man denen einfach mal sagen.«
»Vielleicht geht's denen ja mehr um die Ethik?«, überlege ich.
»Papperlapapp. Ethik. Auch für Tofu wird gestorben. Nur kein Tier, sondern Pflanzen. Der Regenwald wird abgeholzt für Sojabohnen. Für dieses flutschige, geschmacksneutrale Zeug. Damit alle Lehrer auf ihren Liegerädern das dann weglutschen können. Entschuldige mich, ich muss in die Werkstatt. Meinen neuen Bauchumfang meinem Rennwagen präsentieren.«

Das Essen der Zukunft
Oder: Algenburger und Mehlwurmpastete

»Du bist unpünktlich.« Johanna ist sauer. Zu Recht. »Bin gleich da. Das Auto hatte Probleme mit der Gesichtserkennung.«
»Okay, verstehe. Ich bin schon da.«
Draußen ist es stockdunkel, eine Hamburger Nacht im Jahr 2028. Mein selbstfahrendes Auto hält vor der Alga Bar in der Hafencity, und eine männliche Computerstimme sagt: »Wir sind an Ihrem Ziel angekommen, ich wünsche Ihnen einen schönen Abend, Frau Funck.«
Johanna sitzt am Tresen und grinst. »Ich war so frei, schon einmal zu bestellen. Bagel mit Algen-Humus und Otsu-Salat. Oder hättest du lieber den Insektenburger gewollt? Oder Mehlwurmpastete?«
»Wir haben auch ganz frische Kakerlaken-Weißwurst, falls die Damen es gerne etwas deftiger hätten.« Der Barkeeper serviert uns einen grünen Rohkost-Shake als Starter. Dazu Kokosnusswasser.
»Danke nein. Ich bleibe dabei.«

Appetit bekommen? Nein? Sollten Sie aber besser – denn so sieht unsere gourmettechnische Zukunft aus. Insekten und Algen sind nämlich viel besser als Rinder. Die pupsen unseren Planeten nicht ins Jenseits, brauchen weniger Platz, weniger Nahrung und sind einfacher und fixer zu züchten. Und leid tun die einem auch nicht so sehr, wenn's ums Schlachten geht. Aus der gleichen Futtermenge, aus der man ein Kilogramm Rindfleisch herstellt, können tatsächlich neun Kilo Insekten gezüchtet werden. In Asien eine Delikatesse. Völlig normal.
Algen beherbergen so viel Gutes, dass man kaum hinterherkommt. Proteine, Mineralien, Vitamine, Omega-3-Fettsäuren.

Und wenn sie bei der Züchtung mit weiteren guten Mineralstoffen angereichert werden, schraubt sich der Nährstoffgehalt theoretisch auch noch nach oben. Ja, Sie merken, ich habe mich schon schlaugemacht. Ich will wissen, was da auf uns und unsere Teller zukommt. Zugegeben, mich gruselt es auch ein bisschen bei den kulinarischen Aussichten – und so beschließe ich vorzukosten. Zumindest den Algenpart ...

Telefoninterview mit dem Diplom-Biologen Jörg Ullmann, der die größte Mikroalgenfarm Europas betreibt. Er ist seit 15 Jahren Algen-Papa. Das Essen der Zukunft – für ihn ein alter Hut. Wenn auch ein sehr gesunder: »Ja, so langsam entdecken sie alle die Algen. Dabei sind die nun wirklich nichts Neues. Algen waren ursprünglich ja mal ein Arme-Leute-Essen in der Bretagne, Schottland und Wales. Und irgendwie ging es den Menschen einfach gut – die Seeleute hatten keinen Skorbut und keine Würmer. Irgendwann haben das dann auch die Gastronomen entdeckt. Mit Algen lassen sich nämlich tolle Geschmacksrichtungen erzeugen. Die Kombu-Alge zum Beispiel ist eine natürliche Glutaminsäure. Deshalb haben die Chinesen ja die Glutamat-Synthese überhaupt erst erfunden. Die waren zu faul, alles aus den Algen herauszupulen.«
»Ach. So war das.« Wir lachen. Während ich mir ein Glas »Helga« einschenke, eine Algenlimonade. Mit Chlorophyll, Eisen, Vitamin B$_{12}$ und Proteinen – kann ja so falsch nicht sein und ist besser als diese giftige Fanta. »Helga« prickelt leicht zitronig, während ich Herrn Ullmann lausche. Der erklärt mir geduldig seine Welt in Klötze, Sachsen-Anhalt, die aus 500 Kilometern grün schimmernden Aquarien in Röhrenform besteht, in denen mikrokleine Algenpixel wachsen. So groß wie rote Blutkörperchen, mit dem bloßen Auge kaum sichtbar. Der Alltag des Diplom-Biologen: Nährstoffe dazugeben, die Photosynthese seiner grünen Babys überwachen, Qualitätskontrollen

durchführen. Dann, wenn die Algen reif sind, ernten, zentrifugieren, Algenbrei trocknen, pressen, essen. Beziehungsweise verkaufen. An Veganer, die so Butter und Ei ersetzen, an die Frau mit Eisen- und B$_{12}$-Mangel, die mit Algen das innere Depot auffüllt, an Firmen, die Babynahrung herstellen und so ihr Milchpulver mit natürlichen Fettsäuren anreichern. Oder er schickt Algen nach Kolumbien und Afrika, wo unterernährte Kinder nach vier bis sechs Wochen an Gewicht zulegen, sich die Blutwerte und die kognitiven Fähigkeiten verbessern. Seine dreijährige Tochter isst übrigens auch jeden Morgen ihr »Algen-Bonbon« in Form einer Chlorella-Kautablette. Ein Multi-Food, möchte man rufen!

»Also, ich esse ständig Algen, ma chère«, erklärt mir Sascha aus einem Hotelzimmer in Dublin. »Ich würze mit einem Seaweed-Mix aus sechs Algen. Da ist Riesenblättertang, Riesenstengeltang, Riementang, weißer, grüner und roter Tang drin. Großartig schmeckt das – und ganz ungesund soll das ja auch nicht sein, nicht wahr?« Ich staune nicht schlecht.

Tatsächlich essen wir alle schon seit Langem Algen. In Gummibärchen, Pudding, Mayonnaise und Zahnpasta sind sie schon oftmals drin. »Nur wissen die meisten das nicht«, erklärt mir Ullmann. »Das heißt dann E 405 oder natürliches Aroma.« Sogar Justin Timberlake hat neulich seinen 88-millionsten verkauften Tonträger mit Seetang gefeiert, dazu gab es Ameisen und Heuschrecken. Very modern, this guy. Nur, warum trägt man dazu Jeansjacke mit Teddykragen und roter Strickmütze? Algen kombiniert mit Anzug hätte ich ja lässiger gefunden.

»Gibt es eigentlich eine Einsteiger-Alge? So für mich als Anfängerin?«, frage ich Ullmann.

»Sie meinen für den Erstkontakt? Statt Kartoffeln mit Bratwurst?«

»Ja, so ungefähr. Noch lebe ich ja in der Gegenwart und muss meine Familie erst mal ranführen.«
»Machen Sie eine Schlumpfmilch mit der Magic-Blue-Alge. Finden Kinder immer toll. Nehmen Sie eine Cashew-Milch und geben Sie etwas von der Alge hinein – da gucken die. Oder servieren Sie Meeresnudeln.« Und so google ich kaum eine halbe Stunde später »Einhornpulver« und »Algennudeln«.

Zwei Tage später stehen wir am Mittagstisch: Die gebutterten Algenbandnudeln mit Pecorino haben bei Karlotta leider nicht ganz so viel Anklang gefunden. Sie sitzt mit frisch aufgemalter Harry-Potter-Blitz-Narbe, die jeden Tag mit strengem Blick erneuert wird, vor den grünen Nudeln, als wären sie der Lord Voldemort unter den Mittagessen – gemein, böse und durchaus in der Lage, den ganzen Küchentisch in ewige Düsternis zu stürzen. Dafür hatten Annette und ich gleich zwei Teller nacheinander.
Theresa, die seit der Brokkoli-Challenge auf Grün steht, ist auch sofort dabei. Urteil: »Mam-Mam!« Aber sie isst auch als Einzige von uns freiwillig Kichererbsennudeln und trinkt bitteren Smoothie mit einer gefühlten Tasse Kurkuma. Alles eine Frage der Prägung! Karlotta hat es also natürlich etwas schwerer. Aber was der Ullmann-Spross kann, können wir doch auch, denke ich. Und schmeiße mir selber zwei »Algen-Bonbons« ein. Eigentlich soll man die schlucken, aber wenn eine Dreijährige die gerne kaut, traue ich mir das auch zu. Leider habe ich vergessen, dass auch ich nicht auf Algen konditioniert bin. Und so hänge ich mit einem grünen Mund über dem Waschbecken und versuche, die Tabletten aus meinen Zähnen zu pulen. Sie schmecken pur und zerbissen doch etwas gruselig. Schlucken ist mit Sicherheit besser – steht ja auch drauf!
»Soll ich die jetzt auch probieren, Mama?«, fragt Karlotta zögerlich.

»Nein. Laff mal«, erkläre ich mit Zahnseide zwischen den Zähnen, denn das Algenteil ist hartnäckig und staubtrocken.
Die Schlumpfmilch ist dafür wieder ein voller Erfolg. Geschmacklich kein Unterschied, die Kokos-Mandel-Milch schmeckt immer noch wie Kokos-Mandel, aber ist dabei herrlich blau. Smurf-Latte nennt sich das in hip! Dann nehmen wir das Eisen, das Calcium, die Vitamine, die Vitalstoffe und die Antioxidantien aus der Blaualge lieber so auf! In jedem Fall bin ich begeistert von dem Essen der Zukunft – es kann so viel auf einmal! Das Mittagstief bleibt übrigens aus.

Aber zurück in die Zukunft. Ebenfalls ein Thema: künstliches Fleisch aus dem Labor. Dann hätte das Massensterben von Gans, Ente und Truthahn zur Weihnachtszeit ein Ende, und auch Attila Hildmann könnte wieder ruhiger schlafen. Unsereins könnte noch die Laufenten am Löschteich beim Verdauungsspaziergang grüßen – ganz ohne schlechtes Gewissen, eventuell einen Teil der Familie gerade verspeist zu haben.
Aber vielleicht gehen wir auch gar nicht mehr spazieren nach dem Essen, sondern lassen uns den Rücken in den selbstfahrenden Autos massieren – auf dem Weg zum Insektendessert. Eins ist laut Marktforschungsinstituten zumindest sicher: 2030 wird Essen endgültig zur Weltanschauung.
Die Kriterien: Es soll natürlich schmecken, aber bitte gleichzeitig gesund sein, ethisch vertretbar, frisch, und helfen bei der Selbstoptimierung in unserer Leistungsgesellschaft. McDo müsste demnach aussterben, die gute alte Currywurst von nebenan auch. Oder das ist dann nur noch für die ewig Gestrigen und die *RTL2*-Familien, die sich freiwillig bei »Frauentausch« anmelden? Angeblich werden wir uns alle auf einen Wertekonsens einigen und im Kollektiv vegetarisch, vielleicht sogar vegan leben. Oder alle Insekten meucheln und kauen. Bio- und Regionalprodukte liegen dabei immer noch im Trend. An Ostern

suchen die Kinder dann Schokohasen aus dem 3-D-Drucker. Die bestehen zwar nicht mehr aus Vollmilch, sondern aus Mehlwurmpaste mit Kartoffelstampf, aber wurden so aromatisiert, dass selbst wir alten Lindt-Hasen nix mehr merken, solange die Glöckchen noch bimmeln.
Ganz vergessen: Eingekauft wird per Bestellung über App und Auslieferung. In Märkte gehen wir dann nur noch, um etwas zu probieren, wie etwa bei einer Verköstigung, oder uns beraten zu lassen. Vielleicht für einen Wein oder eine neue Mehlwurmsorte für Daheimzüchter? Kochen wird ebenfalls durchs Bestellen ersetzt. Es soll nur bitte auch gesund sein und keine aufgewärmte Mikrowellenpampe. Habe ich gerade Mikrowelle gesagt? Die kennt keiner mehr. Verstrahlt viel zu sehr die Selbstoptimierung.

»Noch Dessert? Oder bist du satt?«, fragt Johanna.
»Weißt du noch? Früher? Diese bösen Burger mit Rindfleisch?«, frage ich schmachtend zurück.
»Ja, aber das ist so 2018.«
Unser Kellner räumt ab und wirft uns einen verschwörerischen Blick zu: »Verraten Sie's keinem – aber ich denke auch manchmal daran. Auch wenn früher ja alles schlechter und ethisch nicht vertretbar war. Und meine erste Schlumpfmilch natürlich ein Highlight. Ich überlege, ob ich morgen mal ein bisschen zeitreise. 1985 oder so. Da ging essen ja noch ohne Gewissensbisse. Dürfen es noch Wallnusstortelettes mit Algensenf sein?«

Futterfazit

Ich bin ja ein Fan von Ungeduld. Mit dem Gegenteil kommt man einfach nicht voran. Oder glauben Sie, Edison hat sich geduldig mit einem Mate-Tee in die Ecke gesetzt und gedacht: »Vielleicht erfinde ich ja heute die Glühbirne. Vielleicht aber auch nicht. Mal gucken, wann's in den göttlichen Plan passt.«? Geduld ist eine Tugend, aber warten kann ich schon an der Supermarktkasse oder auf der Post. Dafür habe ich nicht so viel Zeit übrig. Die kassieren ja schon die kleinen Menschen hier im Haushalt. Oder die Küche, die ich ständig aufräume. Oder die Firmen, die mich buchen, damit ich bei ihnen Gastgeberin auf Elf-Zentimeter-Heels spiele.

Insofern: Ich ernähre mich gerne gesund, wenn ich es denn auch spüre. Und zwar bitte sofort. Nicht erst nach acht Wochen. Da bin ich dann schon wieder raus. Deshalb bleibt nur im Speiseplan, was auch wirklich etwas gebracht hat, mit Sofort-Effekt. Spaß inklusive ist auch super. Aber ansonsten hätte ich gerne eine Portion Fitness, Nervenstärke und Schönheit. Ohne Warten.

Generell stellen wir bei uns zu Hause den Teller jetzt anders zusammen: Gemüse übernimmt nach gutem Zureden oder Bestechung (»Danach gibt's zur Belohnung auch Schokolade«) immer mehr die Hauptrolle. Na ja, zumindest bei mir. Es gibt immer noch hin und wieder Bio-Rinder-Frikadellen, aber eben mit gedünstetem Gemüse. Oder Bio-Fischstäbchen, aber eben auch mit Gemüse. Und mit Sicherheit nicht mit der Killer-Kombi Kartoffelbrei. Das sind nämlich dann drei Kohlenhydrate, und die machen dick und müde.

Nicht zu vergessen: die gute Kimberly. Die hat den Bogen

wirklich raus. Ihr Rohkosttipp bleibt: Iss vor jeder Mahlzeit rohes Gemüse, denn das kleidet den Magen aus. Und wenn es nur eine schnelle Möhre oder ein Kohlrabi-Schnitz ist und kein aufwendiger Salat. Überhaupt war Rohkost der beste Tipp gegen Müdigkeit und schlechte Laune. Die besonders stressigen Tage, an denen ich nur mit dem Baby Karotten gemümmelt habe, stellten sich im Vergleich als die besten heraus. Auf jeden Fall im Kontrast zu denen, an denen ich schnell böse Omi-Eierkuchen gemacht und mitgegessen habe. Danach bin ich fast bei jedem Playdate und jeder Moderation, die ich lernen wollte, eingenickt. Da half nur viel Kaffee. Und der ist ja in Massen auch nicht das Wahre. Aber den habe ich nicht ausquartiert, der bleibt – morgens.

Ansonsten steuere ich gegen: mit der Geheimwaffe Apfelessig. Den trinkt jetzt wirklich jede Frau in meiner Umgebung, der ich davon erzählt habe. Und alle schwören drauf. Sogar mein Schwiegervater hat damit wieder angefangen, nachdem er vor 20 Jahren damit aufgehört hatte. Mit dem Essen ist es wie mit der Mode: Irgendwann tragen wir doch wieder Schlag bzw. essen Apfelkuchen mit Sahne. Wobei: ich nicht. Milchprodukte überlassen wir den Kühen gänzlich. Nur das Grünzeug nicht. Der grüne Smoothie statt des Frühstücks bleibt. Schon allein, weil ich ja ohne meinen Sellerie-Smoothie nicht leben kann.

Ansonsten möchte ich gerne Mensch sein und bleiben. Dogmen schaffe ich einfach nicht. Ich rätsele auch immer noch, wie Ex-*MTV*-Moderatorin Anastasia Zampounidis *für immer zuckerfrei* in Berlin lebt. Ich bewundere es – und grusele mich gleichzeitig ein bisschen. Denn irgendwie kommt mir das ein bisschen übermenschlich vor. Es ist mit Sicherheit absolut richtig, was sie da macht, und immer, wenn ich ihre Gemüsebleche und ihren Teint sehe, denke ich: ja, genau so. Und wenn ich das dann mache, wirft das Baby das ganze Gemüse auf den Boden. Da liegt es dann – und wer kriecht herum und sammelt es auf?

Da halte ich es lieber wie *ZDF*-Kollegin Andrea Ballschuh. Ich mache eine Challenge draus und verzichte eine Weile. 90 Tage schaffe ich nicht, dafür bin ich zu schwach. Aber eine Woche ist ja auch schon was. Oder ein paar Tage. So schoki-affin, wie ich bin, freue ich mich auch an ein paar Stunden – man muss die kleinen Erfolge sehen. Ich will meinen Kindern ein Vorbild sein, aber radikal alles nicht ganz so Gesunde bei uns streichen, und dann essen sie den Mist ihren Klassenkameraden weg? Und kaum aus dem Haus, leben sie im Studium dann von Cola, Frostis und Tiefkühlpizza? Ziel verfehlt, nennt man das. Deshalb bin ich auch ganz heftig verliebt in die Ausnahmetage, die ja alle hipstermäßig »cheat days« nennen. An den Tagen gibt es Burger, Pommes und alles, was ich sonst verbiete. Wichtig ist nur, dass den Kindern und uns klar ist, dass es sich dabei nicht um Grundnahrungsmittel handelt. Lilly sagte zum Beispiel neulich im Unterricht zum Thema Zahngesundheit: »Pommes sind doch gesund.«
Und Karlotta sagte: »Nein.«
Die Lehrerin: »Stimmt. Das Fett ist das Problem.«
Lilly wollte wissen: »Warum?«
Und dann kam Karlotta: »Na ja, das Fett ist es nicht allein, Frau Müller. Das ist noch das geringste Problem. Eigentlich sind Pommes nicht ungesund. Kartoffeln sind basisch und in Bio-Qualität in Ordnung. Aber das Frittieren bei zu hohen Temperaturen lässt Gifte entstehen wie Acrylamid und Glycidamid. Dazu kommt eine Überdosis billiges Salz. Und dann essen die meisten zuckrigen Ketchup dazu.«
»In Ketchup ist Zucker?« (Einwurf Lilly. Ungläubig.)
»Danke, Karlotta«, sagt Frau Müller – ein bisschen sprachlos.
»Gern. Statistisch haben Menschen, die mehr als zweimal pro Woche frittierte Kartoffelsachen essen, sowieso ein doppelt so hohes Sterberisiko.«
Lilly musste mal ganz dringend zur Toilette.

Trotz allem: Wir essen auch hin und wieder Pommes an der Bude unseres Vertrauens. Allerdings gart mein schlechtes Gewissen dann gleich eine Riesenportion Gemüse am Abend. Es muss alles im Gleichgewicht bleiben. Das gilt auch für diese Tage, wo alles schiefläuft, ich auf dem Zahnfleisch gehe, weil das Baby herumzahnt, während ich Moderationen lernen müsste, zu viel Hausaufgaben auf sind und es nieselregnet.
Oder wie Karlotta neulich sagte, als Theresa nach erbittertem Kampf unfreiwillig friedlich im Kinderwagen schlummerte: »Mama, ich will echt nur dein Bestes.«
Und ich: »Das wäre konkret?«
»Dass du mir jetzt Schokolade gibst, damit du endlich mal deine Ruhe hast und schreiben kannst.«

PS: Auch wenn ich es für bekloppt halte, ich dynamisiere jeden Fisch und jedes Wasser mit Zitronensaft. Aber auch weil's mir schmeckt. Und lache dann immer heimlich in mich hinein.

PPS: Sascha hatte noch keinen Rückfall mit seiner Ernährungsumstellung. Er ist fröhlich, und bis gestern war er frisch verliebt. Dann hat er Schluss gemacht, weil seine neue Flamme, obwohl Fleischesserin und Milchtrinkerin, ihm die Zigarette danach verbieten wollte. Liebe geht also durch den Magen – aber nicht über die Lunge. Keine Kippe war ein Dealbreaker. Ob er bald eine fleischfressende, milchtrinkende Bettraucherin findet? Ich wünsche es ihm ja. Oder dass er das alles mal sein lässt.

PPPS: Neulich sagte eine Ökotrophologin im Deutschlandfunk: »Essen Sie bloß nicht gegen Ihren Gusto. Das funktioniert nicht.« Da habe ich mir wirklich an den Kopf gefasst. Da hätte sie ja auch gleich sagen können: »Wenn Sie Chips, Pommes und Pizza nun mal gerne essen, dann machen Sie das auch.

Sonst essen Sie ja gegen Ihren Gusto.« Da kann ich nur sagen: »Blödsinn. Gusto ist Erziehung. (Manchmal auch liebevolle Erpressung.) Man kann alles schmecken lernen. Oder die Anteile auf dem Teller variieren. (Oder Kinder bestechen.) Und besser wäre das auch, wenn man gesund bleiben will.«

PPPPS: Du bist, was du isst. Aber wer will schon ausschließlich Buchweizen und Brokkoli sein? Spaß muss es auch machen. Lust drauf haben und etwas Wasser im Mund gehört ja auch dazu. Oder wie Tucholsky so schön sagt: »Leben ist aussuchen. Und man suche sich das aus, was einem erreichbar und adäquat ist, und an allem andern gehe man vorüber.« In diesem Sinne: Auch etwas Sünde muss hin und wieder sein.

Sie entschuldigen mich? Heute ist Cheat Day, und wir müssen dringend zu Luigi.

Eigentlich sind Rezepte so *Brigitte,* aber ihr fragt ja immer danach

Mein Sellerie-Smoothie für eine tolle Haut und gegen Augenringe

- 4–5 Stangen Staudensellerie
- 1 daumennagelgroßes Stück Ingwer oder mehr
- 1 Bund Spinat oder Feldsalat (wenn täglich, gerne im Wechsel wegen der Oxalsäure)
- O-Saft oder Grapefruitsaft (je nach Gusto)
- 1 Avocado für ein cremiges Ergebnis (alternativ: ½ Banane)
- wer will, wirft noch ein paar Stücke Apfel oder Gurke hinterher
- für eine tolle Haut und einen Kick fürs Immunsystem Kurkuma schälen oder gemahlene Kurkuma dazu (Vorsicht! Färbt wie die Hölle!)
- Eiswürfel dazu, mixen, trinken, fertig!

Apfelessig

- 1 Glas Wasser, eventuell mit etwas Kohlensäure (ist zwar nicht basisch, schmeckt aber besser)
- 2–4 TL naturtrüber Bio-Apfelessig
- 1 Spritzer Zitrone
- 2 TL Honig
- optimal für mich: zwischendurch trinken, eine halbe Stunde vor dem Essen oder als Betthupferl, aber viele trinken es rund um die Uhr und auch morgens nüchtern

Avocado-Mousse

- 1 Avocado
- 2 EL Honig oder mehr nach Belieben
- ½ Tasse Kokos-Mandel-Milch
- 1 EL flüssiges Kokosfett
- ¾ Tasse ungezuckertes Bio-Kakaopulver (je nach Konsistenz und Belieben)
- Eiswürfel
- mixen, in den Kühlschrank, wenn es sein muss, mit Bitterschoki verzieren

1000 Dank

… geht an meine tollen Experten, die meinen Blick aufs Leben und unsere Ernährung verändert haben: Dörten Wolff, Klaus-Dietrich Runow, Ute Jentschura, Jörg Ullmann, Kay Klindwort, Sarah Hubert, Gosia Finke und Andrea Ballschuh.

… an meine Freunde, die mich immer wieder inspirieren, motivieren und schockieren: Ulrike, Johanna, Caro, Julia und Margrit, Britta, Rainer, Freddy, Kim, Kristina, Marijana, Susanne, Stephanie, Hanne, Inke, Emilia, Lars, Doro, Björn, Petermann, Daniel, Bianca, Torben, Moni, Vanessa und last, but not least natürlich Sascha. Ja, den gibt es wirklich.

… an meine tollen Lektorinnen Ariane Novel und Birthe Vogelmann, den besten schriftstellerischen Ziehvater aller Zeiten Michael Kneissler und meine Agentin Lianne Kolf.

… an meine Lieblingsmitesser! Meinen Mann, der mich immer wieder anfeuert und alles mitisst. Genau wie Karlotta und Theresa, die das Gegenteil machen. Und Opa, der immer alles aufessen muss. Ich liebe euch!

Literatur und Quellen für ganz Interessierte

Klaus-Dietrich Runow: *Wenn Gifte auf die Nerven gehen*, München 2011

Klaus-Dietrich Runow: *Der Darm denkt mit*, München 2011

Dr. med. Dörten Wolff: *Nahrung statt Medizin*, Hamburg 2006

Kimberly Snyder: *Der Beauty Detox Plan*, München 2014

Nico Richter: *Paleo – Power for Life*, München 2014

Attila Hildmann: *Vegan for fit*, Hilden 2014

Ute und Roland Jentschura: *Ernährung in der Säure-Basen-Balance*, Münster 2017

Jörg Ullmann, Kirstin Knufmann: *Algen*, Stuttgart 2016

Milch

- Feskanich D et al., »Milk, dietary calcium, and bone fractures in women: a 12-year prospective study«. Am J Public Health. 1997 Jun;87(6):992–7. (Milch, Calcium und Knochenabbau bei Frauen)
- Melnik BC. »Evidence for acne-promoting effects of milk and other insulinotropic dairy products«.
- Danby FW. »Nutrition and acne«. Clin Dermatol. 2010 Nov–Dec;28(6):598–604. (Ernährung/Akne)
- Melnik BC, Schmitz G. »Role of insulin, insulin-like growth factor-1, hyperglycaemic food and milk consumption in the pathogenesis of acne vulgaris«. Exp Dermatol. 2009 Oct; 18(10):833–41.

- Gerstein HC. »Cow's milk exposure and type I diabetes mellitus. A critical overview of the clinical literature«. Diabetes Care. 1994 Jan;17(1):13–9. (Kuhmilch und Diabetes 1: ein kritischer Überblick)
- Larsson SC et al., »Milk, milk products and lactose intake and ovarian cancer risk: a meta-analysis of epidemiological studies«. Int J Cancer. 2006 Jan 15;118(2):431–41. (Milch, Milchprodukte und Lactose in Bezug auf Eierstockkrebs)
- Larsson SC et al., »Milk and lactose intakes and ovarian cancer risk in the Swedish Mammography Cohort«. Am J Clin Nutr. 2004 Nov;80(5):1353–7. (Milch und Lactose in Bezug auf Eierstockkrebsrisiko)
- Danby FW. »Acne, dairy and cancer: The 5alpha-P link«. Dermatoendocrinol. 2009 Jan;1(1):12–6. (Akne, Molke und Krebs)
- Martin RM et al., »Milk and linear growth: programming of the igf-I axis and implication for health in adulthood«. Nestle Nutr Workshop Ser Pediatr Program. 2011;67:79–97. (Milch und lineares Wachstum: Programmierung der IGF-1-Achse und Beeinflussung der Gesundheit im Erwachsenenalter)
- Prof. Karl Michaëlsson et al., »Milk intake and risk of mortality and fractures in women and men: cohort studies«, British Medical Journal, Oktober 2014 (Milchaufnahme und Sterbe- sowie Frakturrisiko bei Frauen und Männern: Kohortenstudien)
- http://www.spiegel.de/gesundheit/ernaehrung/milch-ist-sie-gesund-oder-ungesund-a-1165443.html
- https://www.welt.de/gesundheit/article145019953/Ist-Milch-nun-gesund-oder-schaedlich.html
- https://www.focus.de/gesundheit/ernaehrung/osteoporose-milch_id_4247306.html

Gluten

- »Gluten-Empfindlichkeit: Alles nur Einbildung?«, Ärzte Zeitung, Februar 2012
- Antonio Di Sabatino *et al.*, »Nonceliac Gluten Sensitivity: Sense or Sensibility?«, Annals of Internal Medicine, Februar 2012
- Stephan Vavricka, »Nicht-Zöliakie-Glutensensitivität – Hintergründe und Therapieoptionen«, Schweizer Zeitschrift für Ernährung, März 2013
- Hertha Deutsch, »Zöliakie – Glutensensitivität – Weizenallergie?«, 31. Ernährungskongress – Gastro-Entero-Hepatologische Ernährungsturbulenzen – Diaetologie auf neuen Wegen, Verband der Diaetologen Österreichs, März 2014
- University of Otago, »Raw fruit and vegetables provide better mental health outcomes«, ScienceDaily, 16. April 2018
- Spiegel Wissen, »Essen«, Februar 2017

Das neue Buch der Bestsellerautorin
von *Haut nah*

YAEL ADLER

DARÜBER SPRICHT MAN NICHT

Dr. med. Yael Adler erklärt fast alles,
was uns peinlich ist

Dr. med. Yael Adler ist täglich mit Tabuthemen ihrer Patienten konfrontiert. Seien es Inkontinenz, Erektionsstörungen, Unfälle mit Sexspielzeug, Körpergeräusche – Frauen und Männer suchen bei ihr ärztlichen Rat und vertrauen sich ihr auch darüber hinaus an. Yael Adler weiß, was die Menschen beschäftigt, was für viele unmöglich ist, öffentlich auszusprechen – und was doch Hunderttausende gemein haben.
In diesem Buch erzählt die Ärztin unverkrampft, humor- und verständnisvoll von Tabuzonen und Tabuthemen des menschlichen Körpers.

Ein Buch, das informiert, unterhält und
vielen Menschen aus der Seele spricht.

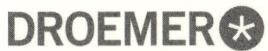